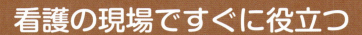

ナースのためのスキルアップノート

看護の現場ですぐに役立つ

フィジカルアセスメント のキホン

患者さんの状態を見分ける力が身につく！

横山美樹、足立容子、片桐郁代 著

秀和システム

はじめに

　フィジカルアセスメントが看護師にとって欠かせないものとして正式に看護基礎教育に導入されてからはや10年近く経過しました。看護師の皆さんの多くが、看護学校や大学でフィジカルアセスメントに関する授業を受け、演習や実習でも経験したうえで、現場に立たれていることと思います。しかしながら、実際に学校、大学で習った技術を、臨床の現場で使うのは簡単なことではありません。また、日々の業務に追われ、患者さんとじっくり向き合う時間も取れない現状もあると思います。

　看護師にとって、「対象である患者様の状態を把握すること」こそ、専門職として求められている力だと思いますし、数ある医療職の中でも、最も患者さんの身近にいる看護師にこそ、求められる力といえます。

　看護基礎教育では、頭の先からつま先までのHead to Toeのフィジカルアセスメントの方法や、「呼吸器系」「循環系」「腹部消化器系」というような身体系統別の詳細なアセスメント方法を学んだ人が多かったのではないでしょうか？　もちろん、必要な情報を取るための基本的な知識、技術として、私自身、基礎看護学領域の教員として、これらの知識、技術を学生に教えております。ただし、臨床現場では、目の前の患者さんに「必要な」アセスメントが求められ、なおかつ緊急時には、「患者さんの救命に必要なアセスメント」を行わなければなりません。

　患者さんの症状別のアセスメントの書籍はすでに多くありますが、本書は、特に新人の看護師の方、まだ経験の浅い方でも分かりやすく、というコンセプトのもとに、フィジカルアセスメントの基本技術から、臨床でよくみられる症状を系統別にあげ、「そのような患者さんを目の前にしたときに必要なアセスメントが何か」がわかるように記載したつもりです。

　第一線の現場でご活躍中の看護師の皆様が、日々の臨床現場での求められるフィジカルアセスメントを実践するために、本書を活用いただければ幸いです。

（筆者を代表して）　横山　美樹

看護の現場ですぐに役立つ
フィジカルアセスメントのキホン

contents

はじめに …………………………………………………… 2
本書の特長 ………………………………………………… 6
本書の使い方 ……………………………………………… 7
この本の登場人物 ………………………………………… 8

chapter 1 フィジカルアセスメントとは

フィジカルアセスメントとは ………………………………………… 10
対象の訴え（主観的情報）を聞き取る技術 ……………………… 11
    column フィジカルイグザミネーションも"対象に触れる看護"の一つ ………… 12
対象の客観的な身体的情報を得る技術 …………………………… 13

chapter 2 基本は「バイタルサイン」

バイタルサインとは ……………………………………………… 18
意識状態、瞳孔の観察 …………………………………………… 19
体温 ………………………………………………………………… 24
呼吸 ………………………………………………………………… 27
脈拍 ………………………………………………………………… 31
    column 西洋医学でも重要な脈拍の観察 ……………………………… 33
血圧 ………………………………………………………………… 34

chapter 3 アセスメントの基本テクニック

循環器系のフィジカルアセスメント ……………………………… 38
呼吸器系のフィジカルアセスメント ……………………………… 44

腹部・消化器系のフィジカルアセスメント …………………………………………… 47

筋・骨格系のフィジカルアセスメント ……………………………………………………… 50

脳・神経系のフィジカルアセスメント …………………………………………………… 53

chapter 4 循環器系のアセスメント

胸痛……………………………………………………………………………………… 60

腰・背部の痛み ………………………………………………………………………… 62

冷汗……………………………………………………………………………………… 64

頻脈・徐脈 ……………………………………………………………………………… 67

chapter 5 呼吸器系のアセスメント

呼吸困難………………………………………………………………………………… 70

胸痛……………………………………………………………………………………… 72

　column　気胸は胸痛の原因 …………………………………………………… 73

咳嗽・喀痰 ……………………………………………………………………………… 75

血痰・喀血 ……………………………………………………………………………… 78

喘鳴……………………………………………………………………………………… 80

チアノーゼ……………………………………………………………………………… 83

　column　チアノーゼへの対処法 ……………………………………………… 84

ばち状指………………………………………………………………………………… 85

chapter 6 消化器系のアセスメント

腹痛……………………………………………………………………………………… 88

便秘……………………………………………………………………………………… 90

下痢……………………………………………………………………………………… 92

嘔吐･･･ 94

   column　経管栄養で引き起こる嘔吐の危険 ･･････････････････ 96

吐血・下血･･･ 97

腹水･･･ 99

黄疸･･･ 101

chapter 7　脳・神経系のアセスメント

頭痛･･･ 104

めまい･･･ 106

   column　めまいのアセスメントの基本は症状の把握 ･･････････ 108

痙攣･･･ 109

意識障害･･･ 111

運動麻痺･･･ 113

構音障害･･･ 116

痺れ、知覚障害･･･ 117

chapter 8　皮膚のアセスメント

皮膚の主な異常･･･ 120

   column　皮膚・粘膜のアセスメントも重要 ････････････････････ 122

皮膚のアセスメントのポイント ････････････････････････ 123

掻痒感（かゆみ）に対する看護援助･･･････････････････ 125

参考文献･･ 126

索引･･･ 127

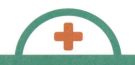

本書の特長

　フィジカルアセスメントの知識は、ナースとしては、必ずマスターしなければならない分野です。本書では、フィジカルアセスメントの正しい対応が身につくように、フィジカルアセスメントに関係するおおよその理解を体系的にまとめました。

役立つポイント1　十分な背景知識が得られる

　フィジカルアセスメントに対する正しい知識がなければ、患者さんに良いケアを施すことはできません。患者さんの医療シチュエーションをみたら、どのようなフィジカルアセスメントやケアを選択すればいいのか、本書を読めばそれがわかるようになります。

役立つポイント2　押させておくべき要所のコツを記載

　フィジカルアセスメントに苦手意識を持っている人も多くいると思います。特に初心者の頃は、失敗を重ねて患者さんを怒らせてしまったりして、沈み込んでしまうこともあるでしょう。多くの場合、その場限りの助言を先輩から受けながら、なんとなくトライ＆エラーを繰り返して、慣れていくのがふつうです。しかし、フィジカルアセスメントに関する正しい知識は自分の中で持っていてしかるべきです。そして、「押さえておくべき要所のコツ」を意識することで、上達も早くなります。

役立つポイント3　根拠を明示し、わかりやすく説明

　単に「これはこうです」という事実を述べるだけでは、なかなか頭には残らないものです。「こういう理由があるから、こうする」という原理がわかると、理解も深まりますし、習得も早くなります。ですから、本書では細かいことでも、なるべく理屈を解説するよう心がけています。また、看護師向けの書籍では、専門職を対象にしているということもあり、専門用語が多用される傾向にあります。しかし、看護師といえども専門用語を使われたら、わからないものはたくさんあります。わざわざ専門用語で書いてあるため理解ができず、その用語を調べるためにさらに専門書籍を引っ張り出して調べるという面倒なことにもなりがちです。そこで、本書ではできるだけやさしい言葉を選択し、専門用語も理解しやすいように配慮しています。一般書を読む感覚で、スイスイと読み進めることができるはずです。

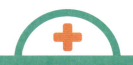

本書の使い方

　本書はchapter 1からchapter 8までで構成されています。
　フィジカルアセスメントの基本テクニック、循環器系のアセスメント、呼吸器系のアセスメント、消化器系のアセスメント、脳・神経系のアセスメント、皮膚のアセスメントというように順を追って記載しています。順番に読んでいただくことで、フィジカルアセスメントにおける一連の流れがイメージできるようになります。

　　chapter 1では、フィジカルアセスメントとは、対象の訴え（主観的情報）や客観的な身体的情報を得る技術など、フィジカルアセスメントを理解するための基本を学びましょう。

　　chapter 2では、バイタルサインについて学びます。バイタルサインとは、意識状態、瞳孔の観察、体温、呼吸、脈拍、血圧などを理解しましょう。

　　chapter 3では、アセスメントの基本テクニックについて学びます。循環器系、呼吸器系、腹部・消化器系、筋・骨格系、脳・神経系のアセスメントを理解しましょう。

　　chapter 4では、循環器系の主な症状のアセスメントについて学びます。胸痛、腰・背部の痛み、冷汗、頻脈・徐脈などを理解しましょう。

　　chapter 5では、呼吸器系の主な症状のアセスメントについて学びます。呼吸困難、胸痛、咳嗽・喀痰、血痰・喀血、喘鳴、チアノーゼ、ばち状指などを理解しましょう。

　　chapter 6では、消化器系の主な症状のアセスメントについて学びます。腹痛、便秘、下痢、嘔吐、吐血・下血、腹水、黄疸などを理解しましょう。

　　chapter 7では、脳・神経系の主な症状のアセスメントについて学びます。頭痛、めまい、痙攣、意識障害、運動麻痺、構音障害、痺れ、知覚障害などを理解しましょう。

　　chapter 8では、皮膚のアセスメントについて学びます。皮膚の異常、皮膚のアセスメントのポイント、掻痒感（かゆみ）に対する看護援助などを理解しましょう。

　基本から学びたい人は最初から、ある特定の項目についてだけ知りたい方は途中からというように、読む人に合わせてどこから読んでも知りたい情報が得られます。
　それぞれの項目でポイントを絞って解説してありますので、好きなところから読んでもらってかまいません。
　本書1冊でフィジカルアセスメントの必要なことはすべて出てきます。しっかり理解をしていただいて、大いに活用してください。

この本の登場人物

本書の内容をより理解していただくために
医師、ベテランナース、先輩ナースからのアドバイスや、ポイントを説明しています。
また、新人ナースや患者のみなさんも登場します。

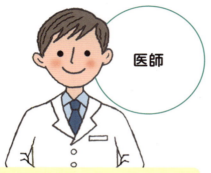

医師

病院の勤務歴8年。的確な判断と処置には評判があります。

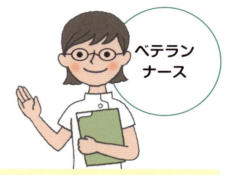

ベテランナース

看護師歴10年。やさしさの中にも厳しい指導を信念としています。

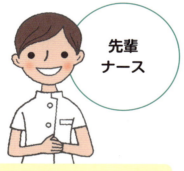

先輩ナース

看護師歴5年。身近な先輩であり、新人ナースの指導役でもあります。

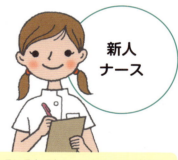

新人ナース

看護歴1年、いろいろなアセスメントについて勉強しています。医師や先輩たちのアドバイスを受けて早く一人前のナースになることを目指しています。

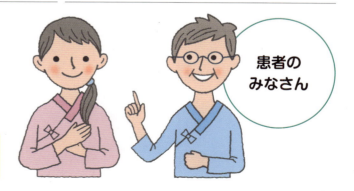

患者のみなさん

患者のみなさんからも、ナースへの気持ちなどを語っていただきます。

chapter 1

フィジカルアセスメントとは

「フィジカルアセスメント」という言葉は、すでに看護界で
あたり前のように使われていますし、本書を読まれている皆さんの多くは、
看護学校、看護大学での授業で習っていることと思います。
本書は、皆さんが日々の臨床現場で「フィジカルアセスメント」を
使いこなしていただくことを目的としています。
まずは改めて基本的なところから説明したいと思います。

フィジカルアセスメントとは

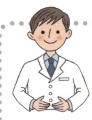

フィジカルアセスメントは「身体状態のアセスメント」のことです。アセスメントは、「情報の解釈・分析・意味付け」ですので、フィジカルアセスメントには、「身体に関する情報収集」と「それらの情報の解釈・分析・意味付け」の2つが含まれます。

✚ 欠かせない情報収集

身体に関する**情報収集**には、

①対象から話を聞くこと（問診・インタビュー）
②フィジカルイグザミネーション（視診・触診・打診・聴診）

の2種類の方法があります。

適切なフィジカルアセスメントを行うためには、必要な情報収集が欠かせませんし、その情報を解釈・分析・意味付けするためには、専門的な知識が欠かせません。

必要な情報を集めるための、問診やフィジカルイグザミネーションは、「技術」ですので、まずは基本の技術から見ていきましょう。

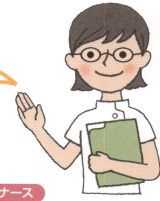

コミュニケーションも一つの技術です。「何を聞きたいのか」に応じて、質問の仕方も変わってきますよね。基本を知って日々の現場で活用できるようになりましょう。

ベテランナース

対象の訴え（主観的情報）を聞き取る技術

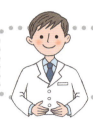

臨床場面で、特に患者さんが症状を訴えているときは、短時間で正確な情報を得る必要があります。

「選択式の質問」の活用

「コミュニケーション」の授業で習ったと思いますが、質問には大きく「**開放型の質問**（open-ended question）」と「**的を絞った質問**（closed ended question）」の2とおりがあります。

患者さんが症状を訴えている場合は、特定の情報を絞り込む必要があるために「選択式の質問」を活用して、効率よく情報を引き出すことが大切です。

●具体的な症状がある場合の必要な情報

具体的な症状がある場合の必要な情報（症状を表す7項目：**OLD CARTS**＊）を覚えやすい例として紹介します。

①部位
②性質
③量や重症度（期間）
④時期・頻度
⑤状況
⑥緩和・増悪因子
⑦関連症状

＊ **OLD CARTS**：<u>O</u>nset＝はじまり、<u>L</u>ocation＝部位、<u>D</u>uration＝期間、<u>C</u>haracter＝性質、<u>A</u>ggravating/<u>A</u>lleviating factor＝悪化要因・緩和要因、<u>R</u>adiation＝広がり、<u>T</u>iming＝時期

1 フィジカルアセスメントとは

腹部の痛みがある場合の質問例をみてみましょう

- 「その痛みはどこに起こりますか？　おなか全体ですか？　それとも一部ですか？」
- 「その痛みを表現するとしたら、激しい、鈍い、刺すような、ずきずきした痛みのうち、どれですか？」
- 「痛みはどのくらいの頻度で起こりますか？　日中ずっと、夜だけ、1日に1度、どれですか？」

患者に最初から答えさせるよりも、こちらが例を挙げて選択させることで、必要な情報を短時間で得ることができます。

患者が訴える症状によって若干違う場合がありますが、およそ上記の内容を得ながらフィジカルイグザミネーションで必要な客観的な身体情報を得ましょう。

フィジカルイグザミネーションも"対象に触れる看護"の一つ

　看護の「看」という漢字は、「手」を「目」の上にもっていった形を表しており、これは、病人の額に手をあてて発熱の有無をみるという、家庭内でも普段よく行われている行動を表したものといわれています。

　本書の主題である「フィジカルアセスメント」では、この後に述べる「フィジカルイグザミネーション」技術を使って患者の身体情報を集めアセスメントしていきますが、まさしく、手で触れる（触診・打診）ことや聴診器を当てるという行為を通して身体状態を「みる」ことになります。患者にとっても、看護師が自分の身体に直接触れ、丁寧に身体を診てくれる、という行為は「安心感」や「ケアされている」という気持ちにつながります。単に情報収集、という位置づけではなく、看護ケアのひとつとしてフィジカルアセスメントを捉えると、実践現場でもより使いやすくなるのではないかと思います。

対象の客観的な身体的情報を得る技術
（フィジカルイグザミネーション）

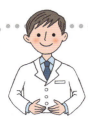

患者さん自身の訴えを聞き、問題を把握するとともに、看護師として、対象の身体状態の**客観的情報**を得なくてはいけません。その技術が「**フィジカルイグザミネーション**」であり、視診、触診、打診、聴診の4つの技術からなります。

視診

「観察」といい換えてもいいと思います。そしてどのような場合でも、まずは最初に「観察」することが大切です。たとえ、呼吸に問題がありそうで呼吸音の聴診が必要だとしても、いきなり聴診器を当てるのではなく、患者さんの様子（体位）、顔貌など全体をしっかり観察しましょう。

かのナイチンゲールも観察の重要性を強調しています。

対象患者さんを何回か受けもったことがある場合は、いつもの様子との違いにも注意し、「何か変だな？」という"気づき"を大切にしましょう。これこそ、一番患者さんの身近にいる存在の専門職である看護師ならではの能力です。

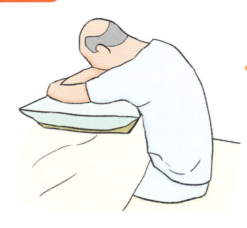

起座呼吸

観察ポイント
・患者の体位
・表情・顔貌（努力呼吸の有無）、冷や汗などの有無
・頸部・胸部を観察し、異常な筋の動きがないか

触診

　触診は皆さんの手で対象に触れることにより情報を得る技術です。皆さんが一番多く触診する場面は、脈拍測定だと思います。そのときにはどこで触れていますか？
　利き手の第2、第3、第4指の三指の指腹を橈骨動脈に垂直にあて、脈の強さ、リズムを感じながら、脈拍数を数えていると思います。手の中で最も敏感なのが指先なので、指腹を用いるわけです。
　ただし、温度は指先より手の甲側の方が敏感なため、皮膚温を見るときには、手の甲側を皮膚にあてる方がよいです。また、大きな振動に触れるときには、指の付け根側がわかりやすいといわれています（骨の部分で振動を感じやすいため）。
　このように、"何をみるか"によって、皆さんの手の部位を使い分けるとよいでしょう。
　また、腹部の触診で、便が貯留していないかどうかを確認するときなどは、かなり深く手を入れる必要がありますが、いきなり深く手を入れるのではなく、最初は表面的に触診し、その後、深く手を入れて行うのが、腹部の触診時のポイントです。

手の各部の感受性

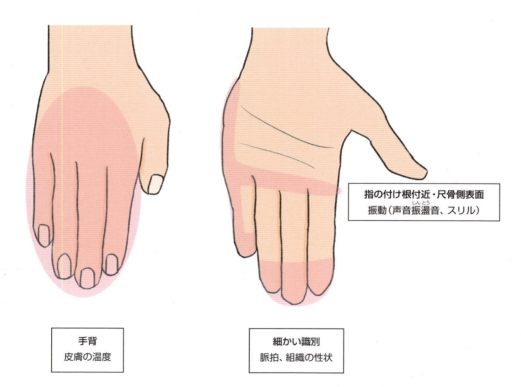

打診

　打診は、身体の表面を軽くたたき、その音によって身体内部の状態を判断する技術です。通常、両手を使う**間接打診法**が用いられます。皆さんも医師が打診している場面を見たことにあるのではないでしょうか？

　打診は、フィジカルイグザミネーションの技術の中で最も難しく、打診音を出して判断できるようになるためには、技術の練習と経験が必要です。しかし、使いこなせるようになれば、患者さんにとって侵襲がなく、得られる情報や有益なので、ぜひ使いこなしてほしいものです。

　打診の技術にはちょっとしたコツがありますので、それを体得してください。

　例えば、腹部膨満のある患者の腹部を打診し、鼓音であれば、「ガス」が貯留していることを意味し、濁音であれば「ガス以外」ということがわかります。また、直腸上の打診で濁音であれば、便塊の貯留を意味します。特に腹部で打診の技術は有効です。

打診のポイント

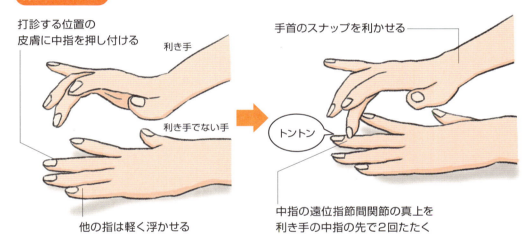

▼打診音の種類と特徴

種類	大きさ	聴こえ方	聴かれる部位
鼓音	大きい	太鼓をたたいたような音	ガスが貯留した胃、腸管
過共鳴音	より大きい	轟音	肺気腫時の肺 正常時は聴かれない
共鳴音	中等度に大きい	空洞をたたいた音	正常な肺
濁音（鈍音）	あまり大きくない	ソフトな音、鈍い音	肝臓、心臓などの実質臓器、筋肉、骨

聴診

　聴診器を用いて、身体内部の音を聴取する技術です。聴診器の性能に影響を受けるので、心音、呼吸音を正しく聴取するためには、ある程度の性能の良い聴診器が必要といえます。

　最近の聴診器は、膜型とベル型の切り替えをしなくてもよいものが多いですが、そのタイプの場合は、強く押し付けると膜型、軽く押し当てるとベル型となります。膜型とベル型の使い分けは知っておきましょう。

　高音を聴くのは膜型が適しています。呼吸音、腸蠕動音（ちょうぜんどうおん）、正常な心音は膜型で聞きましょう。

　低音を聴く場合は限られていますが、心音の中の「過剰心音」といわれる、Ⅲ音、Ⅳ音を聴こうと思ったらベル型でないと聞けません。

　また、静かな場所で聴診できるように、テレビの音を消す、窓を閉めるなどの環境調整が必要です。

聴診器

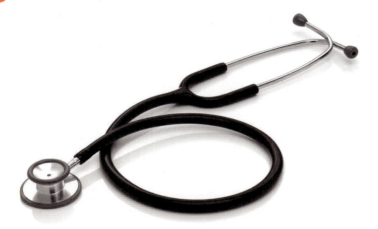

　以上、フィジカルイグザミネーション技術を正しく用いて、患者さんの身体からの情報を得ていきましょう。

> フィジカルアセスメントは看護師にこそ求められる力です。

新人ナース

基本は「バイタルサイン」

　「フィジカルアセスメント」の基本は、バイタルサインです。バイタルサインは、日本語で「生命徴候」とも訳されますが、通常、体温、呼吸、脈拍、血圧、意識状態の5つを指し、これら5項目の情報があればおよその対象の身体状態、生命の危険性の有無が判断できます。看護師にとっての第一義は、「対象の生命を守ること＝救命」ですが、そのために、バイタルサインを正確に測定、評価することは必須であり、単に値を取るだけではなく、その結果を判断（アセスメント）するために、それぞれの値が何を意味しているのか、何に影響されるのかなどの基本知識が欠かせません。本章では、その基本について説明していきます。

バイタルサインとは

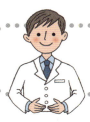

フィジカルアセスメントの基本となる**バイタルサイン**について、項目ごとに説明していきます。

すべてを観察し、総合的に評価

最初に押さえていただきたいことは、次のとおりです。

●**バイタルサインとは**

意識状態、体温、呼吸、循環（脈拍、血圧）は、それぞれ関連しており、1つの値だけでは判断できないということ！

たとえば、体温が高い（または低い）というだけで、身体状態を判断することはできません。
呼吸状態はどうなのか、呼吸数の変動があるのかどうか、脈拍、血圧はどうなのか、意識状態はどうなのか、すべてを観察し、総合的に評価する必要があります。常に患者の病態を頭に浮かべながら、バイタルサインの値をもとに、いま何が起こっているのか、緊急性があるのかないのか、判断していきましょう。

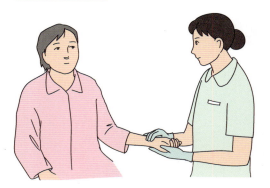

脈が速いし、呼吸も少し速迫しているようだけど原因は何かしら？他の値でも関連させてみないといけないわ。

バイタルサイン

意識状態、瞳孔の観察

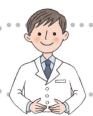

「脳の内部の状態が外部からの観察で分かる」という意味で非常に重要な、意識状態や瞳孔の観察方法について説明していきます。

意識状態、瞳孔を観察することの意義

なぜ、意識状態、瞳孔のアセスメントが重要なのでしょうか？

意識を保つメカニズムとして視床、脳幹部に位置する**上行性網様体賦活系**（じょうこうせいもうようたいぶかっけい）が関与しているといわれています。また、瞳孔の収縮、対光反射は脳神経系に支配されています。

つまり、脳内は通常外からは観察することはできませんが、意識状態や瞳孔のアセスメントを行うことで、生命維持に関わる脳内の状況を推察することができるため、看護師にとって重要なサインになります。

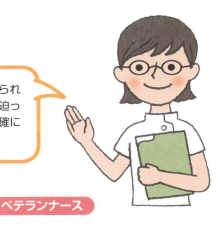

「意識状態」や「瞳孔」の観察が求められる場面は、患者さんに生命の危険が迫っていることも多いため、慌てずに的確に観察できるようになりましょう！

ベテランナース

意識状態の観察方法

　意識状態が障害されていることは、患者の脳内に異常をきたしていることを意味し、生命の危険が迫っていることを意味しています。患者さんが、単に眠っているだけではなく意識障害があるのか、あればその意識障害のレベルを客観的に評価することが大切です。次の順序で確認していきましょう。

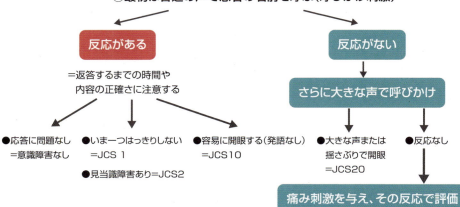

▼ジャパンコーマスケール

	Ⅰ　刺激しないでも覚醒している状態 (delirium、confusion、senselessness)
1	大体意識清明だが、いま一つはっきりしない
2	見当識障害がある
3	自分の名前、生年月日が言えない
	Ⅱ　刺激すると覚醒する状態（刺激をやめると眠り込む） (stupor、lethargy、hypersomnia、somnolence、drowsiness)
10	普通の呼びかけで容易に開眼する ※合目的的な運動（たとえば右手を握れ、離せ）をするし言葉も出るが、間違いが多い
20	大きな声または体を揺さぶることにより開眼する ※簡単な命令（たとえば離握手）に応じる
30	痛み刺激を加えつつ呼びかけを繰り返すと辛うじて開眼する
	Ⅲ　刺激をしても覚醒しない状態 (deep coma、coma、semicoma)
100	痛み刺激に対し、払いのけるような動作をする
200	痛み刺激で少し手足を動かしたり、顔をしかめる
300	痛み刺激に反応しない

（注）不穏状態：R（restlessness）、失禁状態：I（incontinence）、無動性無言症：A（akinetic mutism, apallic state）

痛み刺激の方法

▼爪床部刺激法

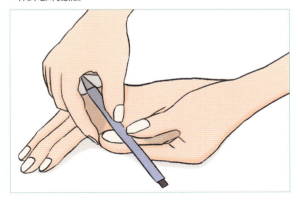

患者さんの母指の爪の付け根にペンなどを押し付ける。

▼眼窩上縁内側部圧迫法

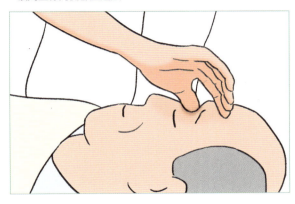

眼窩の上縁内を母指の先で圧迫する。眼球を圧迫しないように注意。

▼両側耳下部圧迫法

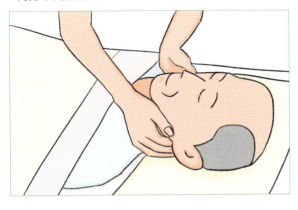

両側の耳下のくぼみを同時に強く圧迫する。

瞳孔の観察、対光反射

正常時の左右の瞳孔の大きさは、左右対称で2.5〜4mm程度であり、光を入れたときの対光反射が両眼共に認められます。脳内の異常によって瞳孔の大きさが左右違う「**瞳孔不同（アニソコリア）**」や対光反射の異常が見られます。

瞳孔の観察で脳内の異常の有無がわかるので、非常に重要な検査です。

対光反射の検査方法

ペンライトで片方の眼の外側から瞳孔に光を当て、瞳孔の収縮を確認します。もう一方の眼も同様に行います。

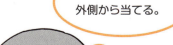

ペンライトの光を外側から当てる。

直接対光反射
光を直接入れた眼の瞳孔が収縮する。
〔直接対光反射（＋）〕

間接対光反射
光を入れていない側の眼の瞳孔も収縮する。
〔間接対光反射（＋）〕

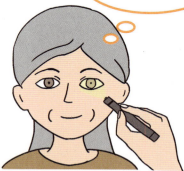

※脳幹に大きな障害があると、左右共に対光反射がみられない。対光反射に左右差がある場合は、脳幹ではなく動眼神経の問題が考えられる。

▼対光反射、瞳孔の状態による異常例

瞳孔の大きさ、対光反射の所見	考えられる原因と対処
瞳孔の大きさに左右差＝片側の瞳孔の散大 対光反射は減弱または消失	脳ヘルニアの可能性（同側の動眼神経圧迫） ➡緊急事態であるため、すぐに医師に報告
瞳孔径は左右同じで5〜6mm。対光反射はなし	中脳の障害の可能性
瞳孔が両側ともピンホール大に縮瞳	1）橋の障害であり、致命的な状態を示唆 2）モルヒネなどの影響
瞳孔が散大し、対光反射も消失	脳幹機能が失われている可能性（無酸素脳症）

緊急性が高い特徴的な意識障害時の体位

　脳の異常の範囲によって、特徴的な体位がみられます。次のような体位がみられれば、重篤な徴候を示していることを知っておきましょう。
　徐皮質硬直は、「皮質脊髄路」が障害されていることによって起こります。除脳硬直と比較すると予後はよいですが、後遺症が残ることが多いです。除脳硬直は、中脳、橋まで障害が及んでいることを示し予後不良です。「両上肢の肘での伸展」、「前腕が回内している」ことが、徐皮質硬直との鑑別ポイントです。

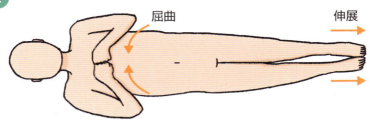

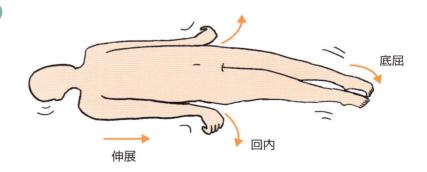

● **除皮質硬直肢位**
　上肢が屈曲内転、下肢が伸展した体位。大脳から間脳に障害が起きている可能性がある。

● **除脳硬直肢位**
　体幹と下肢が伸展、上肢が回内伸展した体位。障害が間脳から中脳へ及んでいることを示唆。この肢位を示すと一般的に意識回復は難しい。

体温

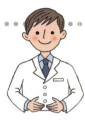

体温は、最も身近なバイタルサインの一つですが、様々な病態によって変化をきたし、患者の身体状態を表す重要な指標です。体温異常の代表は、「発熱」ですが、そのメカニズムを理解し、アセスメントに活かしましょう。またここでは省略していますが、正しい方法で体温測定を行うことが重要です。

体温の異常：高体温＝発熱とうつ熱

体温の異常には大きく、基準値より高い**高体温**、基準値より低い**低体温**がありますが、臨床場面で多く遭遇するのが高体温だと思います。

一口に高体温といっても、うつ熱と発熱があります。発熱は、感染症、悪性腫瘍や薬剤、アレルギー、または脳障害による体温調節中枢自体の異常など、様々な原因によって、体温調節レベルが高値に置き換えられてしまうものと考えられています。

体温調節レベルと発熱＊

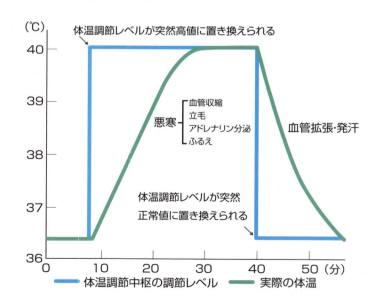

＊出典：阿部正和,看護生理学-生理学よりみた基礎看護（第2版）,メディカルフレンド社,1985.

うつ熱は、「熱中症」でよく知られているように、環境温度が異常に高かったり激しい運動をすることで、体熱放散の限界を超えて熱が産生され、体内に熱が蓄積された状態です。このときは、体内の体温調節レベルは正常です。

体温測定の結果、高体温であった場合は、発熱なのか、うつ熱なのかをアセスメントしましょう。対象の状況（そのときの環境、疾患・病態など）から判断ができると思います。また、人にとっての普段の熱＝**平熱**には個人差があるため、平熱を把握しておくことも大切です。

発熱のメカニズム*

発熱の役割
・ウイルスの増殖を抑制
・白血球の活性化
・免疫機能を高める

④ 体温上昇の指令
⑤ 発熱

- 細胞
- ウイルス
- プロスタグランジン*
- サイトカイン*類
- 免疫細胞

＊『看護の現場ですぐに役立つ ICU看護のキホン』株式会社レアネットドライブ ナースハッピーライフ編集グループ著（秀和システム刊）p.98より転載。

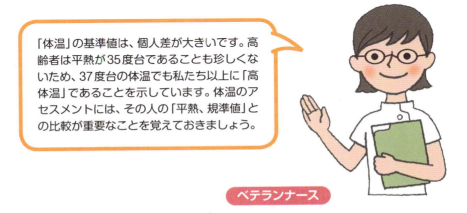

「体温」の基準値は、個人差が大きいです。高齢者は平熱が35度台であることも珍しくないため、37度台の体温でも私たち以上に「高体温」であることを示しています。体温のアセスメントには、その人の「平熱、規準値」との比較が重要なことを覚えておきましょう。

ベテランナース

＊**プロスタグランジン**　細胞が損傷を受けたときに生成される物質で、炎症や痛みの原因になる。
＊**サイトカイン**　免疫細胞同士がコミュニケーションをとるための微量なタンパク質の総称。

体温測定時の留意点

　体温測定の原則は、「なるべく高い温度を測定すること」です。日本の病院では、腋窩検温が一般的ですが、体温測定部位の中で最も低い温度しか測定できないのが**腋窩測定法**です。測定前に腋を閉めておき、腋窩の深部に正しく体温計を挿入し、測定時間を守ることが基本となります。

> **腋窩温測定のポイント**
>
> 体温計を前下方から後上方に向かって挿入し、体温計が腋窩の最深部に密着するようにする。

随伴症状の観察とバイタルサインの確認

　高体温時、その他の症状＝随伴症状を観察しましょう。
　意識障害の有無、けいれんの有無、ショック症状の有無の確認が重要です。
　ショック症状の確認のためにも、バイタルサインの確認は必須です。
　脈拍、血圧の観察によってショック症状はないか、値、脈の触れ方はどうかを確認します。

　上記3つのうち1つでも随伴症状がある場合は危険であり、緊急処置が必要になります。
　また、呼吸について、呼吸数、呼吸のリズム、呼吸の深さを観察します。高熱の発熱時は、通常呼吸数が増加しますが、呼吸器感染症（肺炎など）でも呼吸数の増加が認められます。たとえSPO_2が通常と変わらない値だとしても、呼吸数の観察を忘れないようにしましょう。

▼敗血症の診断基準：qSOFAスコア（表）

> ①収縮期血圧　100mmHg以下
> ②呼吸数　　　22回/分以上
> ③意識レベルの低下
> ※感染症を疑われる患者で、上記3項目のうち2項目以上を満たすと重症感染症の可能性が高い。

　発熱の原因は様々ありますが、臨床のフィジカルアセスメントでは、患者さんの「生命を守ること」が第一ですので、「緊急性が高いかどうか」の判断が重要です。上記のqSOFAスコアも頭の隅において、バイタルサインの確認、随伴症状の確認をしていきましょう。

呼吸

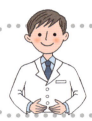

臨床現場では、体温、脈拍、血圧と比較すると、呼吸の観察は省略されることが多いと思いますが、呼吸と循環は密接に関わっていますし、対象の身体状態を表す基本の指標となることを忘れないでください。

呼吸は何をみているのか？

呼吸の観察の意義は、「換気の効率をみること」です。実際、体内でのガス交換は、肺胞と毛細血管レベルでのガス交換（拡散）までが含まれますが、外からの観察でわかるのは、肺胞までの換気状態です。これを推定するために、バイタルサイン時、呼吸数を計っているわけですが、このときに数だけではなく**呼吸の深さ**を観察することが重要です。

正常では、成人の場合分時肺胞換気量は4000〜5000ml程度です。1回あたりの換気量が400〜500ml、ここからガス交換に関与しない「死腔量＝150ml」を引いた、約300ml前後が正常時の1回肺胞換気量です。1分間あたりの呼吸数の基準値（成人）は、14〜18回程度ですので、このことから、正常な成人の肺胞換気量は、およそ4000〜5000mlとなります。

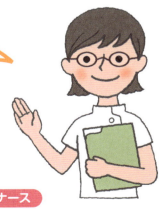

呼吸数にばかり注意するのではなく、「どのような呼吸をしているのか」、患者さんの全体の様子をよく観察し、深さやリズムも観察することが大切です。深さの評価には、正常な呼吸の状態を知っておかないと、深いのか浅いのか判断できません。

ベテランナース

2 基本は「バイタルサイン」

呼吸の観察ポイント：数と深さ、リズム

　呼吸の数と深さから、患者さんが必要な肺胞換気量を維持できているのかどうかをアセスメントできるように、まずは呼吸状態をしっかり観察しましょう。呼吸不全時は、呼吸数を多くすることで必要な酸素を維持しようと呼吸数が速迫することが多くみられます。

　また、正常時は、呼吸のリズムは一定であり、吸気より呼気の方が長く、吸気と呼気の間に休息期も入ります。呼吸の観察では、呼吸のリズムにも注意しましょう。

　代表的な異常呼吸は次の表の**チェーンストークス呼吸**、**ビオー呼吸**、**クスマウル大呼吸**などがあります。

▼代表的な異常呼吸

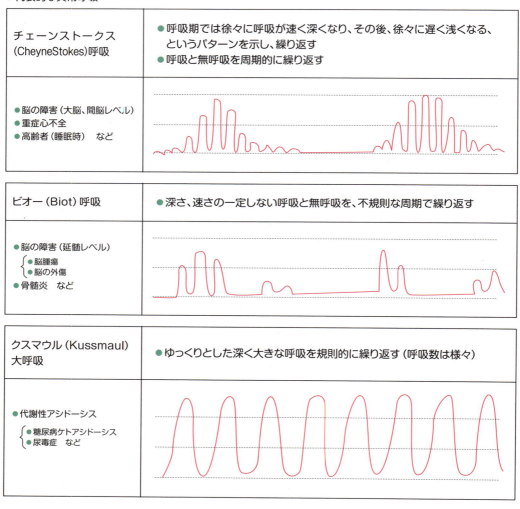

28

患者の呼吸の様子をみること：努力呼吸の有無

さらに患者の呼吸全体の様子をよくみましょう。正常時には、苦しそうな様子はないはずですが、努力呼吸の兆候がみられないかどうか、観察しましょう。

努力呼吸とは、通常の呼吸筋だけでは必要な換気量を得られないため、補助呼吸筋を使って呼吸している状態です。たとえば、胸鎖乳突筋、斜角筋、僧帽筋など、頸部の大きな筋肉は**吸気補助呼吸筋**です。また、鼻を膨らませているような**鼻翼呼吸**も努力呼吸の1つです（下図参照）。

努力呼吸の徴候

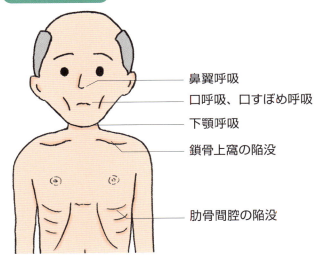

- 鼻翼呼吸
- 口呼吸、口すぼめ呼吸
- 下顎呼吸
- 鎖骨上窩の陥没
- 肋骨間腔の陥没

さらに、患者の体位にも注意しましょう。呼吸困難時は、無意識に起坐呼吸位を取ることがあるため、患者の全体の様子をよくみましょう。

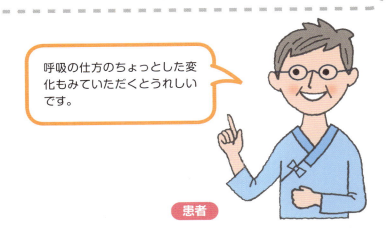

呼吸の仕方のちょっとした変化もみていただくとうれしいです。

患者

経皮的酸素飽和度（SpO₂）測定

　呼吸状態の観察と同時に経皮的酸素飽和度も測定しましょう。次の図のとおり、SpO₂ 90％は、PaO₂は60Torrを指しているため、酸素吸入など、緊急に処置が必要です。

▼ヘモグロビンの酸素解離曲線

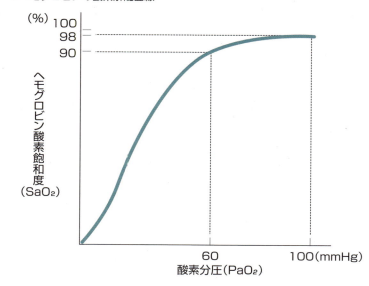

最近はバイタルサイン測定時にSpO₂（経皮的酸素飽和度）を当たり前のように測定していますが、値の意味や評価方法をしっかり理解することが大切です。

先輩ナース

脈拍

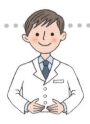

脈拍の観察から患者の循環の状態でわかることが多くあり、循環系のフィジカルアセスメントの基本となります。脈拍も数を数えるだけでなく、リズムや強さ（触知）をしっかり観察し、アセスメントできるようになってください。

脈拍の観察＝心拍出量の推定

私たち看護師は、バイタルサインの一環として必ず患者の脈拍をみていますが、それにより何をみているのでしょうか？

脈拍測定の意義は、**心拍出量の推定**です。そのために、脈拍数だけではなく、脈の触れ方を確認することが重要です。次の表のとおり、正常な脈の触れ方を＋2とすると、これより弱い場合、まったく触知しない場合と、強く触れる場合があります。ふだんから正常の触れ方に慣れておき、脈の強弱を判断できるようにすることが大切です。

脈の触れ方が弱い（**徐脈**）ということは、心拍出量が少なくなっていることを意味し、通常、ショック時などは、代償的に脈拍数を増加させて心拍出量を保とうとするため、**頻脈**となります。

脈拍数は、年齢によっても基準値が違いますが、成人で100回/分以上は頻脈、50回/分以下は徐脈で異常です。

▼正常な脈拍数の目安

高齢者	50～70回/分
成人	60～80回/分
学童	70～90回/分
乳幼児	100～120回/分
新生児	120～140回/分

▼脈拍の強さの分類

強さ	特徴
0	まったく触知できない
1＋	非常に弱く触知困難。すぐに消える
2＋	正常。簡単に触知できる。強く押さえると消える
3＋	強い。指にはね返るように触れ、かなり強く押しても消えない

脈拍触知部位と血圧値の推定

通常は橈骨動脈で触知していると思いますが、橈骨動脈で脈が触知できれば、血圧値はおよそ80mmHg以上あります。橈骨動脈で触れなくても大腿動脈で触知する場合は70mmHg以上、頸動脈での触知の場合、血圧は60mmHg以上といわれています。

頸動脈で触知できなければ、直ちに心肺蘇生が必要になり、この緊急性の判断が重要です。

全身の脈拍触知部位

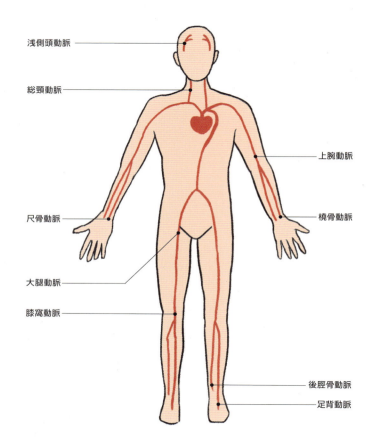

また、状況に応じて、左右差の確認もしましょう。

脈拍を触知するということは、その部位より末梢に血液が行き届いているということなので、末梢で脈を触知すればそれより中枢側で脈を確認する必要はありません。たとえば、足背動脈を触知できれば、膝窩動脈を無理して触知する必要はないということです。

脈の観察ポイント「リズム」

正常では脈拍は心拍数に一致し、リズムは一定です。リズムが一定ではないリズム不整のうち、吸気時に脈拍数が増え呼気時に減少する場合は**呼吸性不整脈**であり、病的な意味はありません。

リズム不整のうち、脈が抜けたように感じるものは、**期外収縮（結滞）**であり、心臓が正常時より早く収縮するために十分な血液量を駆出できず"空打ち"状況になるため、脈が抜け落ちてしまう状況が起きます。このときには、脈拍数とともに「1分間に何回抜けるのか」、その回数も数えましょう。1日1回程度であれば問題ないですが、頻回に起こる場合は、随伴症状などに注意が必要です。

脈拍がまったく不規則な場合を**絶対性不整脈**といい、心房細動によることが多いです。このような脈を初めて観察した場合は、ただちに医師に報告しましょう。

脈拍のリズムに異常がある場合は、聴診器で心拍も一緒に観察したほうが正確です。

西洋医学でも重要な脈拍の観察

東洋医学では、脈をとることを脈診といい、**脈診**で風邪症状の有無など、身体態の判断をしますが、看護におけるバイタルサインの一つの「脈拍の観察」からも、心臓の状態や、血管（動脈）の状態等、循環系の様々な状態が分かります。

通常入院患者の体温表では脈拍数しか記載されておらず、バイタルサイン時も、脈拍数のみ数えている看護師の方も多いと思いますが、血圧低下時、橈骨動脈で触知できれば収縮期血圧80mmHg以上はあること、頸動脈でしか触れられない場合は収縮期血圧が60mmHg以下の危険があることなど、血圧計がなくても脈拍で血圧値が推定できます。また、リズムの不整がある場合、場合によっては心臓の危険サインを示していますので、常に数だけではなく、リズム、触れ方をセットでみる習慣をつけてほしいと思います。

血圧

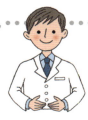

いまでは多くの家庭に血圧計があり、自宅で自分の血圧を測定する人も増えており、血圧値は身近なものになっています。専門職である看護師としては「血圧とは何か？」という基本知識をもって、「血圧値の評価」ができることが求められています。

血圧測定でわかること

血圧とは何を意味しているのでしょうか？
血圧を表す式は、

血圧＝心拍出量×末梢血管抵抗

です。
　つまり、血圧によって身体の循環動態が把握できるということです。血圧が低下しているということは、「心拍出量が保たれていない」ということを意味します。逆に血圧が高いということは、心拍出量が多い場合もありますが（急激に輸液をしているなど）、一般的には末梢血管抵抗が高い、つまり、動脈硬化によることが多いです。まずは、血圧が意味することを理解しておきましょう。
　脈拍測定も**心拍出量の推定**が目的でしたが、脈拍と血圧の両方で、対象の循環動態を判断することができますので、循環系のフィジカルアセスメントの基本といえます。

血圧が何を示すのか、その意味を理解して評価できることが大切なのですね！

新人ナース

血圧値に影響を与える因子

以下の要因により血圧値は変動するので、評価の際には考慮しましょう。

▼血圧値の変動

要因	血圧値の変動
体位	重力の影響による静脈還流量の変化がポイントです。収縮期血圧は、「立位＜座位＜臥位」の順に高くなります。
食事、運動	代謝が更新し酸素消費量が高まることで血圧値が高くなります。
入浴	末梢血管が拡張することにより血圧値は低下します（熱い温度の湯への入浴直後は一時的に血圧上昇します）。
ストレス、痛み、精神的緊張など	交感神経系が刺激されることにより、血圧は上昇します。
喫煙	ニコチンは末梢血管収縮、心臓の収縮力増強、心拍数増加をきたし、血圧を上昇させます。

2 基本は「バイタルサイン」

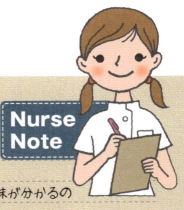

血圧を表す式、血圧値の評価

1) 血圧を表す式： 血圧＝心拍出量×末梢血管抵抗
 ⇒この式から、血圧が高い場合、低い場合の意味が分かるのですね。
2) 体位や運動、入浴など、生理的変動因子を理解して血圧値を評価することが大切なのですね。

緊急性の判断：ショックのアセスメント

ショックとは、なんらかの原因で全身の臓器や組織を維持するのに十分な血液循環が得られず、その結果、細胞、組織、臓器の機能障害やその結果引き起こされる病的な状態のことです。

ショックのアセスメントでは、血圧低下のアセスメントが非常に重要です。ショックであればただちに救命処置が必要となるため、まずは血圧の把握が必須ですが、そのためには、前項、脈拍測定でも述べたとおり、橈骨動脈が触知できれば収縮期血圧が80mmHg以上、大腿動脈が触知できれば70mmHg以上、頸動脈が触知できれば60mmHg以上というような目安を理解しておきましょう。血圧測定に時間がかかってしまっては時間のロスが生じます。

血圧値と同時に他のバイタルサインを確認します。通常、ショック時は、脈拍数は増加しますが、触れ方は弱いです。意識障害の有無、呼吸障害の有無を確認し、正確に医師に報告しましょう。輸液、輸血、酸素投与などが必要になりますので、その準備、意識がないときは、気道の確保の準備もしましょう。

その他、外傷の有無、出血の有無、末梢循環（皮膚温）、チアノーゼの有無、尿量の変化（フォーレカテーテル挿入中であれば）などの随伴症状も観察します。

バイタルサインは、文字どおり患者の**生命兆候**を意味しますが、血圧値は患者の循環動態をそのまま表す指標ですので、常に正確に把握し、他のバイタルサインの観察とともにアセスメントできることが重要です。

ショックの5徴候＊

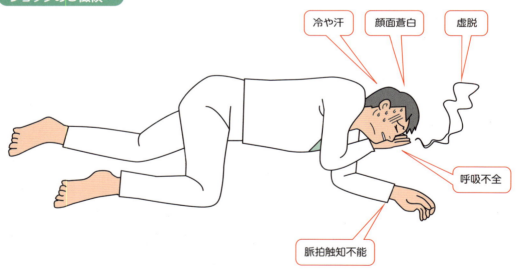

＊『看護の現場ですぐに役立つ 術前・術後ケアの基本』大口祐矢著（秀和システム刊）p.68より転載。

chapter 3

アセスメントの
基本テクニック

臨床現場でのフィジカルアセスメントは、患者さんの身体状態に合わせた
アセスメントを行いますが、本章で身体系統別のフィジカルアセスメントに
ついてポイント、フィジカルイグザミネーションの方法を押さえたうえで、
各症状別のアセスメントに活かしましょう。

循環器系の
フィジカルアセスメント

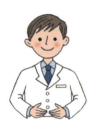

人間にとって、循環器系の役割は、生命維持に必要な酸素、栄養素、不要となった二酸化炭素、老廃物を運ぶ「運搬系」といえます。循環器系は、ポンプの役割をもつ心臓、運搬経路となる動脈・静脈の血管系、リンパ系からなります。
　chapter2のバイタルサインの項（p.31～36参照）で述べた、脈拍、血圧を測定、観察すれば、最低限の循環動態のアセスメントはできますが、ここではそれ以外の循環器系のフィジカルアセスメントについて説明します。

✚ 末梢循環系（上肢・下肢）のアセスメント

●主観的情報
　上下肢の皮膚の変化、下肢の痛み、浮腫（むくみ）の有無について確認しましょう。

●客観的情報（上肢・下肢の視診・触診）

皮膚の色調変化、皮膚障害の有無：血行障害があると、その部位の皮膚に発赤、潰瘍などがみられることが多いため、上下肢全体の皮膚の観察を行います。

爪の形状の観察：チアノーゼの有無やばち状指など、変形の有無を確認します。

皮膚温：皮膚温は個人差がありますが、正常では左右差が認められません。血行障害があると部分的に冷感、熱感を生じます。温度は手の甲側の方が敏感ですので、皮膚温を見るときは、手の甲部（手背側）を用いて、上下肢ともに左右対称に、末梢から中枢に向かって触診しましょう（次図参照）。

浮腫の有無：拇指を用いて少なくとも5秒間圧迫し、指を離した後に圧痕の有無をみます。正常時、圧痕はありません。浮腫は重力の影響を受け、下肢に出現しやすいので、足背部で多くみられます。

主な動脈の触診：下肢の主な動脈触知部位は、足背動脈、後脛骨動脈です。動脈の閉塞が疑われるときは、左右差の有無の確認をしましょう。

ふくらはぎの触診：ふくらはぎの熱感、圧痛、腫瘤は深部静脈炎を示唆します。

皮膚温の触診

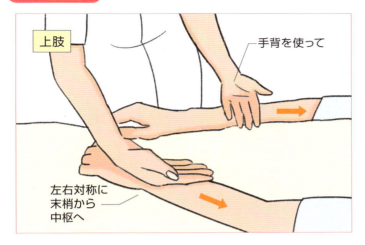

上肢

手背を使って

左右対称に末梢から中枢へ

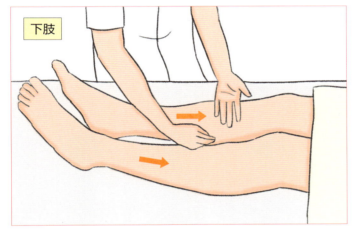

下肢

病院でも在宅でも、長期臥床の患者さんでは、下肢の末梢循環不全の症状が現れることが多いです。視診、触診で患者さんの下肢の循環状態についてアセスメントできるようになりましょう。

先輩ナース

頸部の血管のアセスメント

●頸動脈の触診

頸動脈（総頸動脈）は、心臓に最も近い脈拍測定部位であり、心臓の状態をよく反映するため重要な動脈触知部位です。以下の留意点を守って触診しましょう。

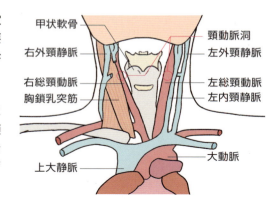

①血圧の圧受容器である頸動脈洞（けいどうみゃくどう）（首の中央部に位置）を圧迫しないように頸部中心を避け、頸の下半分（または上部）で触診する。頸動脈洞を圧迫すると血圧低下、徐脈が起こり大変危険です。
②脳の虚血を防ぐため、左右片側ずつ触診する。

●頸静脈圧測定

内頸静脈は右心房と直結しており、右心内圧を良く反映するため有用なアセスメントです。異常かどうかの確認のために、下記の方法で頸静脈圧の測定を行います。

正常では、頸静脈の怒張（どちょう）はみられないことを知っておきましょう。

①ベッドの頭側を45度挙上します。
②患者の右側に立ち、胸鎖乳突筋（きょうさにゅうとっきん）の内側沿いの内頸静脈か、表在性の外頸静脈の怒張、または拍動点の一番高いところを確認します。
③胸骨角からの高さを測定します（下図参照）。3cm以上の場合には、右心内圧の上昇を示し、4.5cm以上でうっ血性心不全の状態であることを示唆します。

頸静脈圧の測定

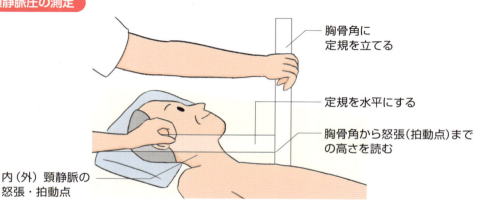

心臓のアセスメント

●主観的情報

心臓、循環系の異常時の自覚症状には様々ありますが、下記が一般的な症状です。

- **胸痛** その発症状況、痛みの部位、痛みの性質、持続時間について確認します。
- **息切れ、呼吸困難の有無** いつから、どのような状況で起こったのか、程度、頻度。
- **倦怠感の有無** いつから起こったのか、頻度、1日のうちでいつ起こりやすいか。
- **動悸、めまいの有無** など。

●客観的情報（心尖拍動部位の触診）

心尖拍動は、左心室の収縮時に胸壁に最も近い部位で拍動が触れることです。正常では、第5肋間鎖骨中線より内側の僧帽弁領域の位置であり、触れる幅も指2本分以内ですが、この位置が左方や下方にずれている場合や、触れ幅が広くなっている場合（2cm以上）は心肥大、左室拡大を意味します（下図参照）。

心尖拍動の正常位置と下方・左方移動

- 胸骨中央線
- 正常な心尖拍動の位置
- 心肥大・左室拡大では心尖拍動の位置が左方・下方にずれる
- 7～9cm（正常）

3 アセスメントの基本テクニック

心音の聴診

心音は正常ではⅠ音、Ⅱ音の2つです。Ⅰ音は三尖弁、僧帽弁が閉じるとき、Ⅱ音は、大動脈弁、肺動脈弁が閉じるときに一致して聴こえる音です。2つの弁はまったく同時に閉じているわけではありませんが、人間の耳には1つの音として聴こえます。血流に問題がないときに雑音は入りませんが、例えば、弁の閉鎖不全、弁狭窄があると血液の流れが障害され、それが**心雑音**として聴こえます。

心音は、心臓のある部位のどこでも聴取できますが、弁の位置と血流から聴取しやすい部位として5カ所あります（下図参照）。Ⅰ音は心尖に近い部位でより大きく、Ⅱ音は心基部でより大きく聴こえることが多いです。

心臓の4つの弁と5つの領域（心音聴診部位）

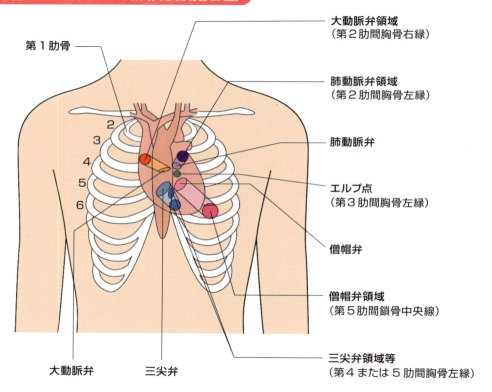

看護師は、診断をするわけではないので、呼吸音や腹部の腸蠕動の聴診ほど心音聴診をする場面はないかもしれません。しかし、心臓疾患の患者さんや動悸などを訴えている患者さんでは心音を聴診し、異常の早期発見に努めることも必要です。以下のポイントで聴診しましょう。

●Ⅰ音Ⅱ音の鑑別と亢進、減弱の有無

正常では、心音の大きさは心基部で「Ⅱ音＞Ⅰ音」、心尖部で「Ⅰ音＞Ⅱ音」です。弁狭窄や閉鎖不全時に異常な亢進、減弱が認められます。

●過剰心音の有無

正常では、Ⅰ音Ⅱ音の2つしか聴かれませんが、Ⅲ音（Ⅱ音の後に聴かれる低調な心音）、Ⅳ音（拡張後期、Ⅰ音の直前に聴かれる低調な心音）が聴取されるときは異常の可能性があります。どちらも低調な音のため「ベル式」でないと聴取できませんので、心臓疾患、異常の患者さんの心音聴診は、膜式、ベル式の両方で聴診することが必要です。

Ⅲ音は、心不全初期でも聴取されることがあります。

●心雑音

正常では、Ⅰ音Ⅱ音の間はクリアで雑音は聴取されません。心雑音は血液の流れに異常が起きていることを意味し、弁狭窄や閉鎖不全など、弁の異常時に聴かれることが多いです。心雑音が聴取されたら、Ⅰ音とⅡ音の間か、Ⅱ音とⅠ音の間のどちらなのかを聴き取りましょう。Ⅰ音とⅡ音の間は収縮期雑音、Ⅱ音とⅠ音の間は拡張期雑音であり、両方に聴かれる場合もあります。

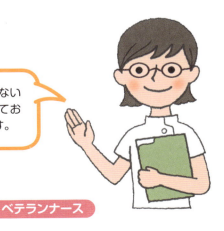

心音は呼吸音ほど聴診する機会はないですが、正常な心音をよく理解しておくと異常の早期発見につながります。

ベテランナース

呼吸器系の
フィジカルアセスメント

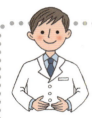

呼吸器系のフィジカルアセスメントの基本は、呼吸状態の観察です。呼吸の観察については、Chapter 2（バイタルサインの項のp.27参照）で説明しています。ここでは、それ以外の臨床場面で実際によく使うと思われる呼吸器系のフィジカルアセスメントについて説明します。

主観的情報

呼吸困難、息切れの有無、咳嗽（がいそう）の有無、喀痰（かくたん）の有無、胸痛の有無などを確認し、あればそれぞれChapter 1（p.11～12参照）に述べたような詳しい状況、症状を聞いていきます。

呼吸に問題がある場合、自覚症状を訴える患者さんは多いです。まずは、主観的情報を大切にしましょう。

先輩ナース

客観的情報

●視診

呼吸状態の観察時に、胸郭の動きを観察するべきですが、それ以外に、患者の胸郭の形状、左右対称性についても確認しましょう。胸郭の異常（脊椎後湾、異常な側弯など）は呼吸運動に影響するためです。

●触診

正常では、胸郭が左右対称に広がり呼吸運動を行っています。視診でも胸郭の広がりの左右対称性を見ることができますが、手を当てることでよりはっきり確認できます。次図のように、肺の下部＝肋骨弓付近、あるいは背部では肩甲骨付近に両手を当て、左右の広がりを確認しましょう。

正常では左右対称に約3cm程度広がります。片側に肺炎や胸膜炎、無気肺、気胸がある場合には、患側の胸郭の広がりが制限されます。また肺気腫では胸郭の広がりが異常に小さくなります。

🔴 **触診**

a. 正面

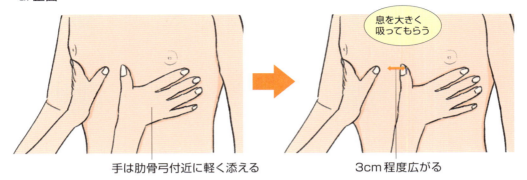

手は肋骨弓付近に軽く添える　　息を大きく吸ってもらう　　3cm程度広がる

b. 背面

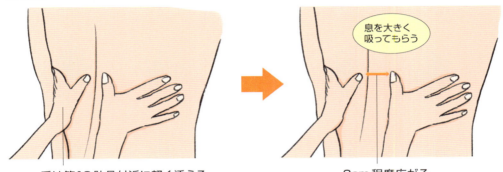

手は第10肋骨付近に軽く添える　　息を大きく吸ってもらう　　3cm程度広がる

● **打診**

　臨床場面で胸部・背部の打診を行うことはほとんどないと思いますが、**正常では、肺野全体で共鳴音（清音）になり、横隔膜下では濁音**になります。

　全体の打診を行うことで、呼吸面積の推定ができます。例えば、胸水貯留時は、その部位が濁音となります。臨床では、聴診をすれば打診を省略することは可能ですが、打診の知識、技術でより詳細なアセスメントができることを知っておきましょう。

● **聴診**

　触診、打診は省略しても、呼吸音の聴診は必ず行うべきフィジカルイグザミネーションであり、呼吸音の聴診により肺内部の異常、換気状態を推定することができます。

　肺全体を聴診するためには、前側からだけではなく、背部からも側面からもすべて聴取しましょう。また、実際には患者さんの肌しか見えませんが、肌を透かして内部に肺が位置している様子（次ページ上図参照）をイメージしながら聴診するとよいでしょう。

　特に下肺野に異常がみられることが多いので、背部からの聴診時、肩甲骨より下部まで聴診することが大切です。

　膜型の聴診器で、1カ所は必ず吸気と呼気の1サイクルを聴き、次表のポイントに沿って聴診し、正常か異常かを判断しましょう。

肺・肺葉・気管分岐部の位置（前面） | 肺・肺葉・気管分岐部の位置（背面）

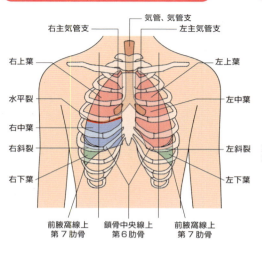
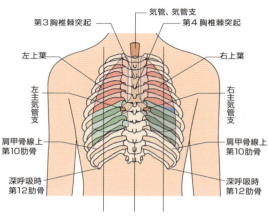

▼呼吸音の聴診のポイント

	聴診のポイント	正常所見	異常所見
正常な呼吸音かどうか	●聴取部位と聴取される呼吸音との関係	気管部：気管（支）呼吸音 気管分岐部：気管支肺胞呼吸音 肺野全体：肺胞呼吸音	肺野で気管（支）呼吸音や気管支肺胞呼吸音が聴取される➡炎症を示唆
	●呼吸音の減弱・消失の有無、左右対称性	呼吸音は左右対称に聴取され、減弱・消失はない	左右差、減弱・消失部位がある➡無気肺、胸水貯留時、気胸など
	●呼吸音の増強の有無、左右対称性	呼吸音は左右対称に聴取され、増強はない	左右差、増強部位がある➡肺炎、肺線維症など 呼吸困難時換気量が増大➡呼吸音増加 腫瘍など気管支閉塞➡閉塞側で減弱・消失、健側で代償性に増大
	●呼気延長の有無	吸気：呼気の割合は聴取部位により一定であり、呼気延長はない	正常の割合より呼気が延長している➡気管支喘息
副雑音の有無	あれば ●部位 ●吸気・呼気時のどちらに聴かれるのか ●連続性か断続性か（高音か低音か音の性質）	正常では、副雑音が聴取されることはない。どのようなときでも、副雑音が聴取されれば何らかの異常を示している	連続性副雑音 ●低音性＝類鼾音（いびき） ●高音性＝笛声音（Wheezeウィーズ） 断続性副雑音（crackleクラックル） ●細かい＝捻発音（ねんぱつおん） ●粗い＝水疱音

腹部・消化器系の
フィジカルアセスメント

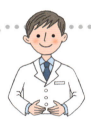

腹部のフィジカルアセスメントは、どのような患者さんでも行う頻度の高いものです。視診、聴診、打診、触診の4つのフィジカルイグザミネーションのすべてについて、状況に応じて使いこなし、患者さんの身体状態の確認、看護に活かしてほしい技術です。

主観的情報

腹部内には主に消化器系の臓器があり、その他、泌尿器系、生殖器系の臓器があります。そのため、消化吸収に関すること、排泄に関する主観的情報、そして腹部の痛みについて確認しましょう。

①消化器症状（嚥下困難、悪心、嘔吐）の有無	あれば回数、詳しい症状
②痛み（腹部）の有無	あればいつからか、部位、痛みの性質、食事摂取との関係など詳細に確認してからフィジカルイグザミネーションを行いますが、触診では痛みのある部位を最後にするように気をつけます。
③排泄の状態	排便、排尿回数、排せつ物の色・においなど、排泄時の痛みの有無。

入院患者さんでは、便秘をはじめ腹部症状を訴える方が多いです。まずは、どのような症状があるのかを明らかにしたうえで、フィジカルイグザミネーションに進みましょう。

先輩ナース

客観的情報

●腹部のフィジカルイグザミネーション時の原則

以下は腹部のフィジカルイグザミネーションを実施する際の原則ですので、注意しましょう。

①**患者の体位は仰臥位**。腹壁の緊張を取りやすいように、膝の下に枕などを入れ、**患者の手は体側または胸の上に置いてもらう。**
②ありのままの状態で聴診が行えるように、**視診の後に打診、触診より先に聴診を行う。**
③触診時は、**浅い触診から深い触診へ。痛みがある部位は最後に触診する。**
④腹部の臍を中心に4分割し、**4領域すべてを見落としなく系統的に**アセスメントする。

●腹部のフィジカルイグザミネーションの実際

患者の状態により以下の4つのフィジカルイグザミネーションで必要な情報収集を行います。

視診：「何をみるのか」によって観察ポイントは異なりますが、便秘の患者さんやガスが貯留している可能性がある患者さんでは、腹部の膨隆の有無を確認します。上からだけではなく、横から視診し、腹部膨満の有無を確認しましょう。その他、皮膚の状態、皮膚線条の有無、静脈の怒張の有無、臍の状態を確認します。

聴診：触診や打診により腸が刺激を受けるために、視診の後すぐに聴診をします。腸蠕動音（グル音）の確認では、適度な腸蠕動音があるのかを確認しましょう。腸管は連続しているので、**どこか1か所で聴診すればよい**です。**正常では10秒ほどの間にグル音が聴取されます。もし1分程度でようやくグル音が聴取される場合は減弱、1分間まったく音が聴取されなければさらに聴取し、5分間まったく音がしない場合は消失**と判断できます。正常より音の頻度が多い場合は亢進と判断します。正常な状態に慣れておきましょう。

▼腸蠕動音の異常

腸蠕動音の聴こえ方	考えられる原因
亢進（大きな高調音が頻回に聞かれる）	下痢、閉塞性イレウスの初期
減弱（1分間でようやく聴取）、消失（5分間聴取されない）	便秘、麻痺性イレウス、絞扼性イレウス（後期）
金属音（キンキンという音）	閉そく性イレウス、絞扼性イレウス（初期）

打診：打診音によって、腹腔内にガスが貯留しているのか、ガス以外の実質があるのかがわかるため、看護師にとって非常に有用な技術です。全体の打診では、腹部全体、4領域すべてを打診しますが、その際、次図のような腹腔内の臓器をイメージしながら打診しましょう。ガスが貯留している胃や腸管上は鼓音になることが多く、実質臓器上では濁音になります。また、便が貯留している直腸上、尿が充満している膀胱上でも濁音になるので、触診の所見と合わせて判断しましょう。打診の順序は自分が行いやすい方法で良いですが、見落としなく系統的に打診できるようにしましょう。次の触診と合わせたやり方を決めておくことをお勧めします。

腹部内の主な臓器の位置

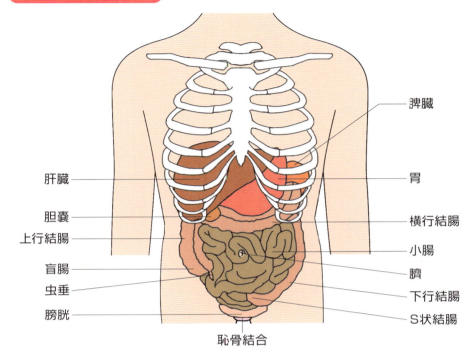

腹部触診

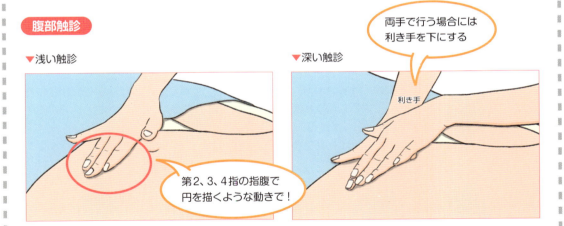

触診：触診の技術を最も使うのは腹部です。便塊の貯留の有無、尿閉時に膀胱の充満を確認することで看護に活かすことができます。触診時も腹部全体を系統的に行えるよう、腹部全体の打診と同じ順番で行うとよいでしょう。また、**利き手の第2、3、4指の腹で円を描くような動き**で、**浅い触診から深い触診という順序**で触診します（図参照）。このとき、患者さんの表情にも気をつけながら行いましょう。正常では、**腹部は抵抗なく柔らかく、腫瘤や圧痛はみられません**。腹腔内に炎症が起こっている場合は、下から突き上げるような抵抗が感じられます（筋性防御またはディフェンス）。

筋・骨格系の
フィジカルアセスメント

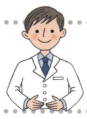
「看護は日常生活援助」ともいわれ、対象者のADLの評価が基本になります。筋骨格系、そして次の脳・神経系は、人間のADLに直結するので、アセスメントの結果を対象者の看護に活かしましょう。

筋・骨格系のフィジカルアセスメントのポイント

筋骨格系のアセスメントのポイントは、以下の4つになります。

①筋・骨格の状態
②関節・関節周囲の状態、
③関節可動域（ROM：Range of Motion）
④筋力

特に臨床場面では、患者の**関節可動域（ROM）**、**筋力**について知っておくとADL評価に活かせます。本書ではこの2つを重点的に説明します。

ただし、「筋骨格系」といっても、ADLに関係する「運動」という点では、次節の「脳・神経系」の働きによるものであり、切り離せないものであることを、まずご理解ください。

主観的情報

筋骨格系では、何か問題があれば通常は「痛み」や「熱感」「こわばり」などの自覚症状がありますので、まずはそのような症状があるのか、どこにどのような症状があるのかを確認してから、フィジカルイグザミネーションに入りましょう。

痛みがある部位は、フィジカルイグザミネーションによって痛みを増強させないよう、十分に気をつけましょう。

客観的情報

●関節・筋肉の視診、触診

正常では、左右対称であり変形、触診時の圧痛、腫脹、熱感は認められません。痛みを訴えた部位の関節や筋肉の状態をよく観察しましょう。

●関節可動域 (Range of Motion：ROM)

関節 (joint) とは、2つ以上の骨が接する部分のことであり、私たちの身体の「動き」には欠かせません。人間の関節は全身でみると非常に数多くあり、関節可動域も多岐にわたります。主なADLに関わるものとして、上肢では肩関節、肘関節、手関節、下肢では股関節、膝関節、足関節の正常な動きを把握しておくと評価しやすいと思います。

看護師が理学療法士のようにベッドサイドで関節可動域を直接測定する機会はほとんどないと思いますが、ROMの測定結果をカルテで見て、その結果から患者さんのADLの把握やセルフケアに向けての援助につなげることが求められます。

麻痺の患者さんの場合は、**自力で動かす自動運動でのROM**と**他者が動かす他動運動でのROM**が違う場合がありますので、そのことも把握したうえで、患者の日常生活援助につなげる必要があるでしょう。

●徒手筋力検査 (Manual Muscle Test：MMT)

MMTは、個々の筋肉、あるいは筋群の収縮力をみる検査ですが、筋肉だけではなく、これを支配する神経系の障害もみることができるため、ADLの指標として優れた検査です。

この検査も看護師が自分たちで行う機会は少ないと思いますが、理学療法士や医師が行った結果をカルテで見て、その意味を理解することは必要です。そのためには、主な筋肉の作用（どこがどのように動くのか）の理解が基本となります（下表参照）。

また、判定基準も理解しましょう（次ページの表参照）。1つのポイントは、自動運動（自分で動く）ができるかどうかで、自動運動ができればMMTは3以上と判断できます。正常であれば、十分な力に抵抗できるので5、少し筋力低下があれば4と判定されます。MMTによってADLがどのように影響を受けているのか、どのようなケアが必要なのか、看護援助に直結するところです。

▼主な筋肉の作用

筋肉	作用	筋肉	作用
肩（僧帽筋）	肩の挙上	股関節の内転筋群	股関節の内転
三角筋	肩関節の外転	大腿二頭筋・三頭筋	膝関節の屈曲
上腕二頭筋	肘関節の屈曲	大腿四頭筋	膝関節の伸展
上腕三頭筋	肘関節の伸展	腓腹筋	足部の底屈
中殿筋・小殿筋	股関節の外転		

▼徒手筋力検査の判定基準

スケール	状況
5 (normal)	十分な力に対抗して動かせる
4 (good)	若干の力に対抗して動かせる
3 (fair)	力を加えなければ、重力に打ち勝って動かせる
2 (poor)	重力を解除した状態で動かせる
1 (trace)	筋の収縮が見られる
0 (zero)	筋の収縮も見られない

●バレー徴候の検査

MMTは個々の筋力に対する検査ですが、中枢性の原因による片側性の軽い麻痺や筋力低下に対するスクリーニングとして、**バレー徴候**の検査がよく用いられています。上肢、下肢それぞれで行います。

上肢のバレー徴候　手掌を上にして両腕を前方に水平に挙上させ、閉眼し、そのままの状態を保ってもらいます。正常ではその状態を保持できますが、麻痺や筋力低下がある場合は患側の上肢は回内（内側に回転）して、だんだん下に落ちてきます。

下肢のバレー徴候　腹臥位になってもらい、両足が接しないようにして両膝関節を90度または45度曲げてもらいます。正常ではそのままの状態を保持できますが、麻痺や筋力低下がある場合、患側の下肢はだんだん下に落ちてきます。

上肢・下肢のバレー徴候

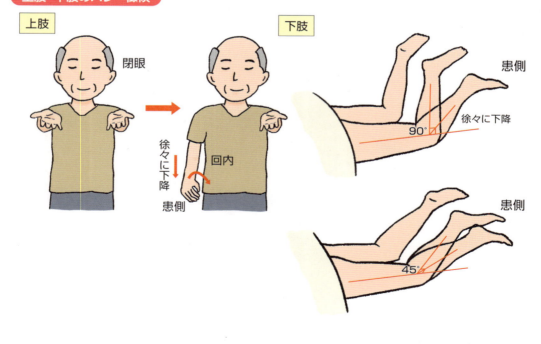

脳・神経系の
フィジカルアセスメント

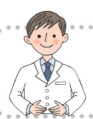

脳・神経系は筋・骨格系と協調して、私たちの日常生活活動を支える器官です。また、脳・神経系のアセスメントは非常に幅広く多岐にわたりますが、ここでは看護師に必要な知識と技術に絞って、ポイントをまとめています。

脳・神経系のフィジカルアセスメントのポイント

脳・神経系の異常時には様々な症状を示しますが、感覚・知覚、運動機能に異常が起こることが多いので、まずは患者の表情、動きなど全体の様子、移動や立ち居振る舞い時の様子を「よく観察する」ことがポイントです。

またアセスメントの内容によっては、こちらの説明・指示に対する反応を見ることもあるので、対象の理解度に応じてわかりやすく説明することも大切です。さらに、麻痺などにより自立していない患者さんが多いので、常に危険防止に努めながらアセスメントしましょう。

主観的情報

患者さんの状態によっては、本人から正確な情報を得られない場合があります。必要時には、家族からも情報を得るようにしましょう。また、様々な症状が考えられますが、患者さんの状態から以下の必要な情報を引き出しましょう。

- 頭痛の有無
- めまい
- ふらつきの有無
- 麻痺、筋力低下の有無
- しびれの有無
- 知覚鈍麻などの感覚低下の有無
- けいれん発作や意識障害の有無

➡「具体的な症状」「発症、経過の詳細」「部位」「随伴症状」などを確認します。

客観的情報

●意識状態の観察
バイタルサインの項（p.18〜19参照）を参照してください。

●脳神経のアセスメント
脳神経は、神経情報を中枢神経系である脳から直接末梢に、また末梢から直接脳（中枢神経）に伝える末梢神経系の1つです。12対の脳神経系の多くは脳幹から出ているため、脳神経系のアセスメントによって、外部からのアセスメントが難しい脳幹部の、どの部位の異常があるのかがわかるという意義があります。

脳神経系のアセスメントも、看護師が自ら検査することはほとんどないと思いますが、カルテの記載、次表にある各脳神経系の機能から対象者の異常部位を理解し、看護に活かすことが大切です。

●脳幹に存在する神経核

▼脳幹に存在する神経核

脳幹の部位	存在する神経核
中脳	動眼神経核、滑車神経核
橋	三叉神経核、外転神経核、顔面神経核、内耳神経核（前庭神経核、蝸牛神経核）※
延髄	舌咽神経核、迷走神経背側核、副神経核、舌下神経核

※内耳神経核は、橋から延髄にかけて分布している

▼脳神経と機能

番号	神経	知覚・運動の別	機能
Ⅰ	嗅神経	知覚神経	嗅覚
Ⅱ	視神経	知覚神経	視覚・視力
Ⅲ	動眼神経	運動神経	上・下・内側への眼球運動、開眼、瞳孔の収縮
Ⅳ	滑車神経	運動神経	斜め下を見る眼球運動
Ⅴ	三叉神経	運動神経・知覚神経	顔面や口腔の感覚、咀嚼・嚥下運動
Ⅵ	外転神経	運動神経	左右（外側）への眼球運動
Ⅶ	顔面神経	運動神経・知覚神経	顔面運動、舌先2/3の味覚、唾液や涙液の分泌
Ⅷ	内耳神経	知覚神経	聴覚・平衡感覚
Ⅸ	舌咽神経	運動神経・知覚神経	嚥下運動、咽頭反射、発語、舌後1/3の知覚・味覚
Ⅹ	迷走神経	運動神経・知覚神経	嚥下、咽頭反射、発語、その他胸腹部などの複数の内臓筋に分布
ⅩⅠ	副神経	運動神経	首の回転、肩の上下運動
ⅩⅡ	舌下神経	運動神経	舌の運動

●運動機能のアセスメント

　私たちの運動機能は、実際に動く器官である「筋骨格系」の機能はもちろんですが、正常な運動を行うためには、そのコントロールを担っている脳・神経系の働きが欠かせません。運動指令を末梢に伝える神経線維の経路には、「錐体路」と「錐体外路」の2つがあります。

　錐体路（皮質脊髄路） とは、大脳皮質の運動野から、脊髄、脊髄神経を介して四肢や体幹の運動器へ刺激を運ぶ遠心性の神経路を指します。錐体路の多くは、延髄と頸髄の複合部にある「錐体交叉」で反対側へルートを変更し、標的となる末梢器官の高さまで脊髄白質を降下するため、交叉以前の損傷は反対側の四肢、体幹に症状が出現します。

　錐体外路 とは、脊髄を介した神経路のうち、錐体路以外の上位運動ニューロンをいいます。主に不随意運動のコントロールを行うほか、随意運動の抑制と骨格筋の緊張などにも関与します。

　また、もう1つの運動経路の言い方として「上位運動ニューロン」と「下位運動ニューロン」があります（次図参照）。**上位運動ニューロン** は、大脳皮質細胞から脊髄全角細胞までを接合するニューロン、**下位運動ニューロン** は、脊髄全角細胞から筋肉の接合部までをいいます。錐体路は、上位運動ニューロンの1つです（次ページ図参照）。

不随意運動

　患者さんの意思とは無関係に起こる、異常な身体の動きのことを **不随意運動** と呼び、主として前述の **錐体外路系** の障害や小脳に異常がある場合に見られます。

　不随意運動の中でも **振戦** は、臨床でもよくみられる症状ですが、**身体の一部の律動的で不随意的な振動** をいいます。安静時にみられる振戦は、パーキンソン病の特徴的な症状です。

運動失調：小脳機能検査

　小脳は運動を統括制御することから、私たちがスムーズに運動できるためには小脳の機能が重要です。**運動失調** とは、通常、私たちが行えているスムーズな滑らかな動き、適切な方向性を欠く非協調的な動きのことです。

　小脳の異常があるときには、姿勢、立位時のふらつきもみられますし、スムーズな動きができません。特殊な検査（指鼻指試験、踵すね試験など）で確認します。

筋力低下、麻痺

筋力低下が起きている場合、原因は以下の4つに分類されます。

①上位運動ニューロンの疾患
②下位運動ニューロンの疾患
③神経筋接合部の疾患
④筋肉の疾患

障害部位によって、患者さんの筋力低下の症状が違い、**片麻痺は、中枢性病変によるもの**であることを覚えておきましょう。他の麻痺である単麻痺（一肢に限局した麻痺）、対麻痺（両側の下肢、体幹の麻痺）、四肢麻痺（四肢すべての麻痺）の筋力低下の所見は、中枢性でも末梢性でもみられるので、他の状態とも合わせて観察することが必要です。筋力低下のアセスメントは、前節のMMT、バレー徴候を参照ください。

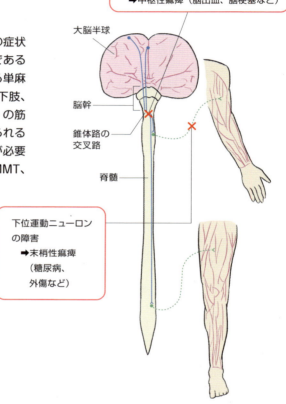

上位・下位運動ニューロンとその障害

上位運動ニューロン（錐体路）の障害
➡中枢性麻痺（脳出血、脳梗塞など）

大脳半球
脳幹
錐体路の交叉路
脊髄

下位運動ニューロンの障害
➡末梢性麻痺（糖尿病、外傷など）

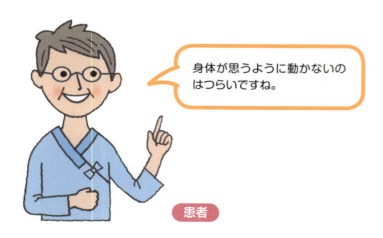

身体が思うように動かないのはつらいですね。

患者

反射

　反射にもいろいろ種類がありますが、**深部腱反射**が臨床でもよく行われています。前述のように、私たちの筋肉運動にはほとんど大脳皮質が関与しています。**反射**は大脳皮質が関与せず、脊髄レベルで一定の刺激に対する不随意の反応です。不随意で起こるため、意識レベルが低下している患者さんでも行える検査として意義があります。

　反射の異常には、亢進（大きく出すぎる場合）と減弱・消失の大きく2つがあります（下表参照）。前述の上位運動ニューロンは、下位運動ニューロンに対して抑制的に働いていますが、上位運動ニューロンに障害があると、下位運動ニューロンの抑制がきかなくなるため反射の亢進が起こり、正常ではみられない病的な反射がみられるようになります。逆に、下位運動ニューロンが障害されると反射の回路が障害されるため、一部の反射は消失または減弱します。

　反射の検査自体を看護師が行うことはあまりないと思いますが、カルテに記載されている反射の検査結果（亢進、または減弱・消失の有無）から麻痺の程度も含めて、どの部位の障害があるのか、アセスメントにつなげることが可能になります。看護師としては、この結果を日常生活援助に活かすことが大切です。

▼反射の評価

4＋	著名な亢進	上位運動ニューロン（錐体路＝皮質脊髄路）障害を示す
3＋	亢進	
2＋	正常	正常
1＋		下位運動ニューロン障害、脊髄そのものの障害、筋ジストロフィーなどでの反射弓の遮断・障害を示す
0		

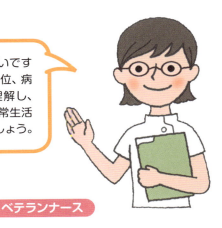

脳神経系の理解は難しいですが、患者さんの障害部位、病態と症状を合わせて理解し、患者さんに合わせた日常生活援助につなげていきましょう。

ベテランナース

MEMO

循環器系のアセスメント

本章では、主に心臓、血管系に関する異常を示す、よくみられる症状の中でも、特に緊急性の高い症状に関するアセスメントのポイントを説明します。

胸痛

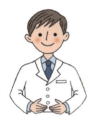

胸痛というと心筋梗塞の主症状であるため、ここでは「循環器系」のアセスメントに位置づけていますが、「胸が痛い」と患者さんが訴えるときは、様々な原因が考えられます。決して「胸＝心臓」で循環系の問題だけではありませんが、臨床場面では「緊急性」の判断が求められますので、心筋梗塞をはじめとした「生命の危険、緊急性がある胸痛」を判別できるようにアセスメントすることが重要になります。

危険な胸痛を引き起こす主な病態

胸痛は様々な原因で起こりますが、次の病態による胸痛は生命に危険を及ぼす緊急性の高いものです。症状を正しく把握して、アセスメントにつなげましょう。

▼胸痛で考えられる緊急性の高い病態

原因となる病態	主な症状の特徴
急性心筋梗塞	●「胸が締めつけられるような痛み」「胸が焼けつくような感じ」
	●前胸部、胸骨中央部の激しい圧迫感、絞扼感
	●歯、顎、左上肢、左肩への「放散痛」あり
	●＜随伴症状＞悪心、嘔吐、冷感、呼吸困難
	●突然の発症、持続時間が30分以上（狭心症との違い）
肺血栓塞栓症、肺梗塞	●呼吸困難感が主症状のことが多い
	●呼吸に伴う前胸部の痛み、違和感
	●＜随伴症状＞咳嗽、冷感、喘鳴、血痰、発熱、動悸、意識消失
大動脈解離（かいり）	●胸部、背部の激痛（引き裂かれるような、突き刺すような）
	●動脈解離の進行に伴い、痛みの部位が変化し、頸部、腰部・腹部に及ぶこともある
	●持続時間は様々
	●＜随伴症状＞意識障害、血圧低下、ショック症状
緊張性気胸	●突然の呼吸困難、胸痛、咳嗽、SpO_2低下
	●患側の呼吸音消失、患側胸部の膨隆、患側への気管の偏位
	●＜随伴症状＞血圧低下

アセスメントのポイント

●どのような痛みなのかの把握

「胸痛」の部位、痛みの性質（鋭い、締めつけられるような、鈍い）放散痛の有無、発症状況、持続時間などを確認しましょう。

●バイタルサインの測定・観察、評価

表にあるように緊急性の高い疾患や病態では、呼吸器系、循環系、意識状態に異変を生じることが多いです。迅速かつ正確にバイタルサインの測定・観察、評価を行い、緊急性の判断を行い、緊急性が高いものであればすぐに医師への報告、救命のための処置を行います。

その他、胸痛の原因疾患

上記、緊急性の高いもの以外に、胸痛の原因としては様々なものが考えられます。症状、発症の状態、随伴症状をよく観察し、報告しましょう。

- **肺に関する胸痛** ：気管支炎
- **胸膜に関する胸痛** ：胸膜炎、肺炎
- **筋・骨格系に関する胸痛** ：肋骨骨折、頚椎、椎間板の障害
- **消化器系に関する胸痛** ：胆のう、膵臓疾患、消化性潰瘍
- **心理的な要因に関する胸痛** ：うつ、パニック発作
- **その他** ：帯状疱疹、肋間神経痛

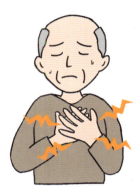

痛みに対する対処：看護ケア

安楽な体位を整える、悪心、嘔吐などに対する対処をする、精神面へのケアなど、患者の状況に応じて患者の苦痛を緩和、安楽の促進のためのケアを行いましょう。

腰・背部の痛み

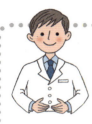

腰や背部の痛みも胸痛同様、様々な原因、例えば、胸腔や腹腔内臓器に関連する痛みや、筋骨格系に関する痛み、帯状疱疹など皮膚疾患によるもの、大動脈解離など血管疾患などで起こりますが、胸痛と同様、看護師としては緊急性の高い痛みかどうかの的確な判断が重要となります。

 ## アセスメントのポイント

　腰、背部のアセスメントのポイントは以下のようになります。

①どのような痛みなのかの把握：「腰・背部痛」の部位、痛みの程度、性質、放散痛の有無、発症状況、持続時間などを確認します。
②バイタルサインの測定・観察、評価
③緊急性の判断には、意識状態、ショック症状の有無、血圧低下の有無等の確認が欠かせません。迅速に必要な観察を行い、アセスメントしましょう。内臓の炎症による痛みの場合、発熱を伴う場合も多いため、体温測定も重要です。

　上記のアセスメントから、次表にあるような生命の危険がある疾患の可能性があるかどうか判断し、必要時にはただちに医師に報告しましょう。

▼腰・背部痛で考えられる緊急性の高い病態

原因となる病態	主な症状の特徴
大動脈解離	● 胸部、背部の激痛（引き裂かれるような、突き刺すような）
	● 動脈解離の進行に伴い、痛みの部位が変化し、頸部、腰部・腹部に及ぶこともある
	● 持続時間は様々
	● ＜随伴症状＞意識障害、血圧低下、ショック症状
腹部大動脈瘤破裂	● 腰部全体の激痛、激しい腹痛、胸痛
	● 経過は急激な場合もあれば徐々に痛みが起きる場合もある
	● ＜随伴症状＞意識障害、血圧低下、ショック症状
急性心筋梗塞	● 「放散痛」として、肩や背部の痛みがある
	● 突然の発症、持続時間が30分以上（狭心症との違い）

▼その他の腰・背部痛の症状とその原因疾患、病態

原因	疾患名	主な症状、特徴
内臓疾患	腎結石・尿路結石	腰・背部の突然で激しい痛み ＜随伴症状＞冷汗
	腎盂腎炎	腰・背部痛、右肋骨脊柱角の部位 ＜随伴症状＞発熱、排尿時痛、頻尿、血尿
	胆のう炎、胆石など	右上背部痛の突然で激しい痛み。腹部の痛みも伴う ＜随伴症状＞黄疸
	急性膵炎	背部・上腹部の激しい痛み ＜随伴症状＞悪心・嘔吐、発熱
筋・骨格系	ぎっくり腰 （急性腰痛症）	腰部の筋肉、靭帯、椎間板の損傷による痛みであり、腰部全体の痛み 体動により痛みが増強する（安静時は軽減）
	椎間板ヘルニア	体動により痛みが増強する（安静時は軽減） ＜随伴症状＞下肢のしびれを伴うことがある
皮膚疾患	帯状疱疹	持続的で焼けるような痛み、チリチリするような痛み、断続的な痛みなど、様々な症状が混在する

原因による痛みの特徴

　筋骨格系の疾患由来の痛みは、体動により増強し、安静時に軽減することが特徴であり、内臓疾患由来の痛みとはその点で鑑別ができると思います。内臓疾患由来の痛みでは、どの臓器によるものかによって、随伴症状、痛みの部位が異なりますので、痛みの部位、状況、随伴症状をよく観察し、アセスメントにつなげましょう。胸痛と同様、痛みは非常に辛いものですから、患者の苦痛の緩和、安楽の促進に努めることが大切です。

腰背部痛

- 腰背部痛というと、筋骨格系の異常を連想しがちですが、心筋梗塞や大動脈解離等の循環器の緊急時の症状でもあることを理解しておくことが大切ですね。
- どのような痛みなのか、症状の特徴を患者さんから引き出すコミュニケーションの力も大切だと思います。患者さんは痛みもあるので、負担をかけないよう、かつ的確に情報を引き出さないといけないということですね。

冷汗

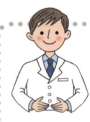
通常でも、何か失敗などをして「ドキッ」としたときに冷や汗が出てくることはありますが、臨床場面で患者さんに**冷汗**が見られる場合は「ショック」など、緊急を要する異常な状態であることが多いです。ポイントをおさえた迅速なアセスメントが必要になります。

冷汗が起こるメカニズム

冷汗の中でも「ショック」による冷汗と「低血糖症状」による冷汗が生命に危険を及ぼす状態であり、的確なアセスメントが求められます。

まず、それぞれの場合の冷汗が起こるメカニズムを次の図から理解しましょう。

▼ショック時の冷汗が起こるメカニズム

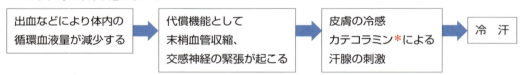
出血などにより体内の循環血液量が減少する → 代償機能として末梢血管収縮、交感神経の緊張が起こる → 皮膚の冷感 カテコラミン*による汗腺の刺激 → 冷汗

▼低血糖症状時の冷汗が起こるメカニズム

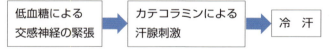
低血糖による交感神経の緊張 → カテコラミンによる汗腺刺激 → 冷汗

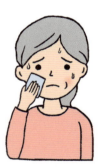

***カテコラミン**：副腎や交感神経、脳細胞から分泌されるホルモンで、アドレナリン、ノルアドレナリン、ドーパミンなどがある。

アセスメントのポイント

　ショックにせよ、低血糖にせよ、対象の生命の危険に関わる状態です。対象の疾患、状態からおよそ何が起こっているかは推察できると思いますので、まずはショックなのか、低血糖の可能性があるのか、見極めましょう。

▼ショック状態の5P（ショックの5徴候）

状態	状態が起こる原因・メカニズム
蒼白 (Pallor)	循環障害が生じると交感神経の緊張が起こり、重要臓器に優先的に血流を送るため、皮膚、筋肉、腹部臓器の血管を収縮し血流を制限する。また体温低下により全身代謝を抑制する。その結果、皮膚温低下、冷感、蒼白となる
虚脱 (Prostration)	脳への血流量減少により、不安、不穏、無関心、脱力、意識レベルの低下を認め、さらに悪化すると意識消失、昏睡状態となる
冷汗 (Perspiration)	交感神経の緊張により末梢血管の収縮が起こり冷感を認め、カテコラミンが汗腺を刺激することにより、冷汗を生じ皮膚は湿潤となる
脈拍触知不可 (Pulselessness)	体内の循環血液量減少に対し、組織血流を維持するために代償的に心拍数増加させるが、心拍出量は減少に伴い脈の触れ方（強さ）は微弱になる。悪化すると触知不能となる
呼吸不全 (Pulmonary deficiency)	循環障害によって組織への酸素供給不足となり、代謝性アシドーシス＊が進行する。代償性に頻呼吸となり、努力呼吸も認められる

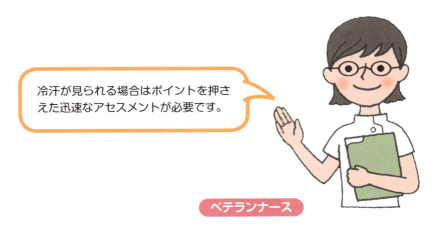

冷汗が見られる場合はポイントを押さえた迅速なアセスメントが必要です。

ベテランナース

＊**アシドーシス**：塩基の喪失または酸の蓄積により、細胞外液のpHが異常低下した状態。一般的には血中のpHが7.4以下に低下した状態を示す。

バイタルサインの確認

前表にあるようなショック状態の5Pを確認するためにもバイタルサインを確認しましょう。

●**血圧測定**
収縮期血圧が90mmHg以下の場合、ショックの可能性があります。

●**脈拍の触診**
頻脈、触知困難の場合はショックの可能性があります。

●**呼吸状態**
呼吸の回数と深さを観察し、呼吸不全の有無を確認します。努力呼吸時は胸鎖乳突筋、僧帽筋など、補助呼吸筋を使った呼吸、鼻翼呼吸などがみられますので、呼吸の状態をよく観察します。チアノーゼの有無も観察しましょう。

●**意識状態**
意識障害がないかどうか確認しましょう。詳細はバイタルサインの項で述べましたが、JCSやGCSを用いて、意識レベルを客観的に判定しましょう。低血糖の場合も意識障害が見られます。

アセスメントの結果の報告、連絡

上記によってショックや低血糖症状による冷汗とわかった場合は、ただちに医師に報告をし、対処を行う必要があります。異常と判断したらすぐに医師に報告し、上司や同僚に助けを求めて患者さんの生命維持のための行動をとりましょう。

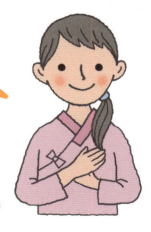

冷汗でも、とても危険な場合があるのですね。

患者

頻脈・徐脈

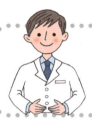

バイタルサインの「脈拍」の項で述べましたが、私たち看護師は、脈拍をみることにより**心拍出量の推定**を行っており、それは心臓のポンプ作用、循環血流量の推定にもつながっています。

頻脈

頻脈は脈拍数が、成人で100回／分以上の場合、徐脈は50回／分以下の場合を指します。一過性で問題のない場合もありますが、どちらも生命に危険を及ぼす状態を示すサインの場合もあるので、数だけではなく「リズム」も含めて、総合的に判断する必要があります。

正常でも、運動後や代謝が亢進しているとき、精神的緊張時などは心拍数が多くなるため頻脈となります。また、心疾患、心臓の異常以外の疾患・病態が原因のものとして、甲状腺機能亢進症、貧血、発熱による頻脈があります。このような二次的な生体反応の頻脈を**洞性頻脈**（拍）とも呼びます。気をつけなくてはいけないのが、頻脈性不整脈であり、主に下記に大別されます。

▼頻脈性不整脈

分類	原因	代表的な不整脈
上室性不整脈	心房または房室接合部以上の原因	PSVT（発作性上室性頻拍）、Af（心房細動）、AF（心房粗動）
心室性不整脈	心室が原因	心室頻拍（心筋症、心筋梗塞など）、突発性心室頻拍

洞性頻脈

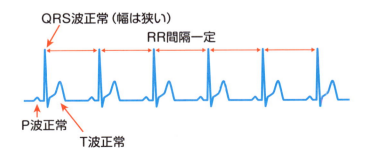

アセスメントのポイント

意識レベル、呼吸困難の有無など、他のバイタルサインの状態も確認します。上記を鑑別するためには、心電図をみる必要がありますので、脈拍の観察で、頻脈、不整脈を確認したら、すみやかに医師や同僚に報告し、12誘導心電図を実施しましょう。

徐脈

ベッドサイドで認められる規則的な**徐脈**の原因としては、洞性徐脈、洞不全症候群、房室ブロックがあります。洞性徐脈は、高齢者や副交感神経の緊張状態など、生理的な原因でも起こり得ますが、致死的な危険な徐脈、不整脈の早期発見のためにも、他のバイタルサイン、身体状態をアセスメントしたうえで、必要時ただちに医師に報告し、12誘導を実施する必要があります。

洞性徐脈

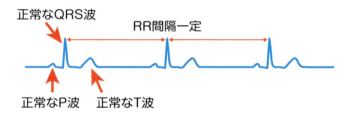

慌てずに、患者さんの訴えや症状もよく観察して、アセスメントにつなげましょう。

ベテランナース

chapter 5

呼吸器系のアセスメント

生命の維持でとても重要なA (airway)、B (breathing)、C (circulation) に含まれるB (breathing) が大きく関わる器官が呼吸器です。呼吸器系器官が正常に働いていないと人が生きていくうえで最も重要な酸素を取り込み、二酸化炭素を排出する換気に障害が生じ、生命に危険を及ぼします。本章では人の生命にとても重要な呼吸器系疾患を原因とした症状に関するアセスメントを学んでいきましょう。

呼吸困難

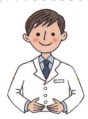

呼吸困難は、呼吸器系の問題だけではなく、心因性、心疾患、神経・筋疾患によるものなど様々な原因で起こりますが、看護師として大切なことは、生命の危険性があり、緊急の対応が必要な呼吸困難かどうかの判断であり、そのためには、"なぜ呼吸困難が起こっているのか"のアセスメントが重要になります。

呼吸状態の観察（視診）

①呼吸数、②呼吸の深さ、③呼吸のリズム、④呼吸の型、⑤体位　⑥努力呼吸の有無chapter3、呼吸のアセスメントで説明したとおり、正常な呼吸と比較して上記がどうなのか、視診しアセスメントします。

●呼吸数

25回/分以上は頻呼吸であり、気管支喘息時、呼吸不全の前兆でみられます。心因性の過換気症候群でも起こります。8回/分未満は徐呼吸であり、呼吸抑制状態を表しています。

●呼吸の深さ

数と深さで肺胞換気量が推定されますので、深さもよくみて、患者さんが必要な換気量を維持できているのかどうか、アセスメントしましょう。

●呼吸のリズム

正常では規則正しい呼吸ですが、特定の周期性を示す異常呼吸として、チェーンストークス呼吸、ビオー呼吸、クスマウル大呼吸（p.28参照）があります。それぞれ原因となる病態が異なりますので、対象の疾患、状態をふまえてアセスメントしましょう。

●呼吸の型＝異常な腹部の動きの観察

正常な腹式呼吸では、吸気に伴い腹部が外側に広がりますが、その動きに同調しない、「非同調性」の腹壁の動き、逆の動きをする場合は異常所見です。慢性の気道通過障害や、呼吸筋の筋力低下時にみられる所見です。

●体位

呼吸困難の場合、患者さんは無意識に少しでも楽になるような体位を取ることがあります。

起坐呼吸（きざこきゅう）：横になると苦しいため、自ら身体を起こして呼吸している状態です。心不全、喘息、多量の腹水、胸水貯留時、重症肺炎など、様々な疾患が原因で起こりますが、心不全時はベッドを上げたファウラー位、呼吸不全時は、さらに体を前傾させ、オーバーベッドテーブルに突っ伏すような体位が多くみられます。

側臥位（そくがい）：片側の肺疾患時、健側を下に下方が、血液が下側の肺に流入しやすくなり酸素の取り込みが改善することから、患者はこのような体位をとります。

●努力呼吸の有無

正常では努力呼吸はみられません。努力呼吸とは、補助呼吸筋を使っている呼吸をいいます。主な補助呼吸筋は、吸気では胸鎖乳突筋、斜角筋、僧帽筋、呼気では内肋間筋、腹筋群です。呼吸困難の患者さんの外観から補助呼吸筋が使われているのかどうかを観察し、努力呼吸の有無を判断しましょう（p.29参照）。

随伴症状の観察、バイタルサイン測定

意識障害があるかどうか、チアノーゼがあるかどうかをまず確認し、SpO₂測定も行います。体温、脈拍、血圧等バイタルサインの測定も行い、緊急度を判断します。

その他、咳嗽や喀痰があるかどうか、胸部不快感があるかどうか、浮腫等がみられるかどうかも確認しましょう

呼吸音の聴診

呼吸困難の原因をアセスメントするためには、呼吸音聴診が非常に重要です。聴診方法は第2章呼吸器系のフィジカルアセスメントを参照してください。聴診のポイントは①左右対称性、②呼吸音の減弱・消失の有無、③副雑音の有無です。呼吸音が減弱・消失している場合は、その部位の病変を示唆しますので、その部位を特定しましょう（表 呼吸音の聴診のポイント、p.46参照）。

副雑音が聴取された場合も、聴取部位、吸気呼気のどちらにどのような副雑音が聴取されたのかを把握し、記録、報告できるようにしましょう。

胸痛

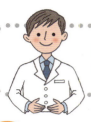

胸痛は胸部に感じる疼痛(とうつう)に加え、締めつけられる、重苦しいなどの胸部に感じる不快感も含めた総称です。

➕ 胸痛の原因をきちんと識別

胸を抑えて痛みを訴える人から連想される疾患には、心筋梗塞などの心血管疾患が多くありますが、胸痛を起こす疾患は他にも、呼吸器疾患、消化器疾患、筋骨格系疾患など様々なものがあります。胸痛には緊急性が高い疾患を原因とするものがあるため、胸痛の原因をきちんと識別し、それに対して適格な処置をするのがとても重要になります。

呼吸器系臓器のうち、胸壁の皮膚や筋骨、側壁胸膜は痛覚神経が鋭敏に発達していますが、肺には痛覚神経が存在しません。もし、肺の病変が肺局所に留まっている場合は、痛みを感じることはありません。一方、肺の病変などによる炎症によって放たれる化学因子が側壁胸膜の痛覚神経に触れた場合や、腫脹(しゅちょう)などによって胸膜が伸展した場合などは、肋間神経を介して痛みを感じます。

胸を押さえる仕草だけが胸痛のサインではありません。

先輩ナース

観察ポイント

●痛むタイミング

常時痛いのか、もしくは肺の動きによって痛みが変化するのかを判断します。もし呼吸によって肺が動くタイミングで痛みが生じたり、痛みに変化を及ぼしたりする場合、胸痛をきたす疾患には、主に胸膜炎、自然気胸、肺塞栓などがあります。

●痛む場所

局所的な痛みなのか、もしくは全体的な痛みなのかを判断します。循環器系や消化器系の疾患による胸痛は胸部のみに限らず、背部や腹部にまで及ぶことがあります。

●痛みの種類

胸痛に限らず、疼痛には様々な種類があります。胸痛には押さえつけるような痛み、刺されたような痛み、ヒリヒリするような痛みなどあります。これは患者の主観的症状なためアセスメントをするのが難しいですが、どう痛むのかを患者にしっかり表現してもらいましょう。

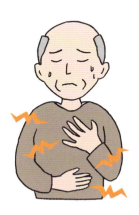

column

気胸は胸痛の原因

胸痛の原因となる疾患で比較的頻度が高いものに**気胸**があります。気胸は、肺から漏れた空気が胸腔に溜まり、その空気に押されて肺の拡張が阻止されている状態をいいます。

気胸には自然性のものや外傷性のものがあります。自然気胸は10代後半～30代に多く、特に痩せて胸の薄い男性に多く発症します。外傷性気胸には、交通事故などで肋骨が肺に刺さることで気胸を生じるものがありますが、外傷性気胸には医療の現場で働くみなさんが最も注意しなければならない医原性気胸が含まれます。これは中心静脈カテーテルや気管支鏡検査などの医療行為に伴って生じる気胸です。これら医療行為を受けている、受け終えた患者のアセスメントは注意深く行い、気胸のサインがあれば早急に処置を行うことが重要です。

その他の必要なアセスメント

　胸痛のアセスメントを行い、その結果呼吸器系疾患による胸痛が疑われた場合は患者の呼吸の状態をしっかりアセスメントし、それに応じた処置をしなければなりません。

●呼吸の状態
　呼吸体位、努力呼吸の有無、呼吸困難の有無を観察します。胸痛を生じる疾患によって呼吸不全など、他の呼吸器系の症状が現れる可能性があるため、しっかり呼吸の状態を確認します。

●バイタルサイン
　胸痛の原因となる疾患のため、もしくは呼吸をするのに伴う胸痛のため、正常な呼吸ができなくなる可能性があります。呼吸数、深さ、浅さ、呼吸パターン、SpO_2をしっかり観察し、換気ができているかどうかをアセスメントしましょう。

●呼吸音の聴診
　聴診器を使い、両肺野の呼吸音を聴取します。胸痛を起こす疾患の1つに自然気胸があるため、呼吸が左右対称であることを確認します。

●チアノーゼの有無
　酸素供給が十分に行われているかを観察し、もしチアノーゼ*の出現があれば酸素投与を行う準備をします。

●触診
　触診によって声音振とう音（音声伝道）が減弱もしくは亢進していないかを確認します。もし、声音振とう音が減弱している場合は気胸や肺気腫を疑います。その一方、声音振とう音が亢進しているときは炎症によることが多いため、胸膜炎や肺炎を疑います。

●留意点
　痛みは患者の主観的な症状であり、人それぞれ感じ方が違うためアセスメントをすることが困難です。しかし、外部からは目に見えない体内の変化を伝える重要なサインであるため、しっかりアセスメントをすることが重要です。

＊**チアノーゼ**：p.83参照。

咳嗽・喀痰

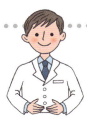

呼吸器系臓器は常に外部からの空気に晒されているため、いつでも細菌や異物の進入による感染のリスクがあります。気道には感染防御機構としていくつかの異物除去システムが存在します。その1つが気管支による咳嗽反射です。

✚ 体の防御機構を理解

咳嗽(がいそう)は、気道内に侵入した異物を除去するために生じる防御反射です。気道や肺胞が異物、もしくは炎症に刺激されたとき、迷走神経を介して延髄にある咳中枢へ伝達され、呼吸筋を収縮させ胸腔内圧を上昇させてから爆発的な呼気を生じます。

呼吸器系臓器による異物除去システムのもう1つに**喀痰**(かくたん)があります。気管支にある杯細胞(さかずきさいぼう)は粘液を分泌し、円柱線毛上皮細胞の線毛運動によって異物を除去し、気道を浄化します。

正常では気道分泌物は無意識に嚥下されますが、量が増加したり、分泌物の性状が変化し、嚥下しきれなくなると喀痰として排出されたり、気道内に貯留します。疾患によって喀痰の性状が異なるため、喀痰、そして咳嗽をアセスメントすることでたくさんの情報を得ることができます。

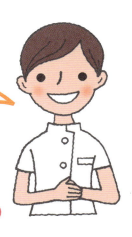

経時的な変化にも注意しましょう。

先輩ナース

5 呼吸器系のアセスメント

観察ポイント

●時間帯と持続期間
時間帯と持続時間は、以下のとおりです。

- 朝方：気管支喘息、気管支拡張症
- 起床時：気管支拡張症、びまん性汎細気管支炎
- 臥床時：心不全による肺水腫

また、季節の変わり目などには気管支喘息が増悪することもあります。3週間未満の咳嗽は**急性咳嗽**、3週間以上8週間未満を**遷延性咳嗽**、8週間以上続く咳嗽を**慢性咳嗽**といいます。

●喀痰の有無（乾性VS湿性）
咳嗽は喀痰を伴う**湿性咳嗽**と、喀痰を伴わない**乾性咳嗽**にわけられます。湿性咳嗽は喀痰を排出することが目的で生じる一方、乾性咳嗽は気道上皮の咳受容体が刺激を受けることで生じます。

●喀痰の性状
疾患によって喀痰の色調や性状に変化をもたらします。喀痰をアセスメントすることで疾患、または患者の状態を予測することができるため、しっかり観察しましょう。また喀痰には細菌の死骸または癌細胞を含むため、採取して検査にまわすこともあります。

▼喀痰の特徴

色調	性状	特徴	主な疾患
白黄色　淡黄色	膿性	細菌性感染が多い	急性咽頭炎、急性気管支炎、急性肺炎
緑色		緑膿菌による色素	びまん性汎細気管支炎
さび色		肺炎球菌が関連する	肺炎球菌性肺炎、肺膿瘍、肺化膿症
透明　白色	粘液性	ウィルス感染が多い	非細菌性感染症、アレルギー性気管支炎、COPD
	漿液性		肺胞上皮癌、気管支喘息
ピンク色	泡沫性	血液と肺胞の空気の混合	肺水腫
茶色　暗赤色	血痰		肺癌、気管支拡張症、肺結核症、Goodpasture症候群
赤色	喀血		肺出血

その他の必要なアセスメント

　喀痰を伴う、伴わないに関わらず、咳嗽が続く場合はきちんと呼吸器系アセスメントを行い、酸素供給状態を把握します。

●バイタルサイン、呼吸状態
　咳嗽や喀痰の排出をすることで、呼吸が十分に行えない可能性があります。呼吸数、呼吸の深さ、SpO_2を観察して酸素の供給と二酸化炭素の排出がしっかり行われていることを確認しましょう。

●聴診
　喀痰が肺に貯留していないかどうか、聴診器を用いて観察しましょう。もし断続性ラ音が聴取される場合には、肺胞内の分泌物の貯留が疑われます。患者が自力で喀痰や分泌物を排出できない場合は、吸入誘発や吸引を行い貯留物を排除します。

●留意点
　咳嗽は1回につき2kcalを消費するため、体力の消耗を引き起こします。さらに、臥床時に起こる咳嗽によって睡眠不足になることもあるため、患者がしっかり休めるよう対処することも重要です。

　前述したとおり、咳嗽は生態防御反応の1つです。鎮咳去痰薬（ちんがいきょたんやく）などによって湿性咳嗽を抑えてしまうと、分泌物が貯留し細菌の増殖を促してしまう可能性があります。鎮咳去痰薬を咳嗽による体力消耗を避けるために使用する場合は、それが適した使用であるかをきちんと判断することが重要です。

　喀痰として口から排出される、もしくは吸引される分泌物はその95%は水分なため、過剰に除去されたものはアウトプットとしてきちんとカウントし、水・電解質異常や脱水状態を防ぐことが重要です。

血痰・喀血

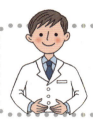

血痰・喀血は何らかの原因によって気道に血液が入った場合に生じます。**血痰**は血液が喀痰に混じっている状態をいい、**喀血**は血液そのものが排出された場合をいいます。

出血部位をきちんと識別

気道内出血いわゆる血痰・喀血をきたす病態は、胸部外傷、炎症、癌細胞の浸潤などによって生じる肺や気道への損傷による出血や、血液凝固機能の異常による出血など多岐にわたっています。

24時間〜48時間以内600mL以上の喀血は**大量喀血**と呼ばれ、肺がんや気管支拡張症などがその原因として挙げられます。

喀血と混同されやすい病態に**吐血**があります。吐血についてはchapter 6「消化器系のアセスメント」の「吐血・下血」節で述べていますが、ここでは違いをおさえていきたいと思います。

▼喀血と吐血の違い

項目	喀血	吐血
出血部位	気道、肺	食道、胃、十二指腸
色・性状	鮮紅色　pH：中性〜アルカリ性	出血部位、停滞時間によって色調は異なる。鮮血のときは食道からの出血が多い。暗赤色、コーヒー残渣様になる場合もある。pH：酸性
混入物	泡沫や痰	食べ物、胃酸
他部位の出血	胸腔ドレーンへの出血	下血を伴うことがある
その他の症状	胸痛、呼吸困難、チアノーゼ	腹痛、腹部膨慢、嘔気・嘔吐

その他の必要なアセスメント

　出血部位によって処置が大きくことなるため、きちんと喀血と吐血を識別することが重要です。この違いをしっかりおさえてアセスメントを行いましょう。

●バイタルサイン、呼吸状態

　肺胞内で出血がある場合は肺の機能そのものに影響を及ぼし、換気を障害します。バイタルサインを確認し、酸素の供給状態をしっかりアセスメントしましょう。大量喀血の場合は、血圧や脈拍もしっかりアセスメントし、血圧低下や出血性ショックに注意しましょう。

●聴診

　喀血がある場合は聴診器を使い、しっかり呼吸音および副雑音の有無をアセスメントしましょう。出血部位が肺胞内の場合や、もしくは気道での出血が肺胞内に流れ込んだ場合は、水泡音が聴取されることもあります。もし、水泡音が聴取され、呼吸困難の症状を表している場合は、肺や気道内の喀血を除去するため吸引を行うなどの処置が必要になります。

●留意点

　大量の喀血が生じたときは出血による血圧低下や出血性ショックを予防することも重要ですが、多くの場合、血液、もしくは凝固血による窒息によって命を落とすことがあります。そのため、まず気道の確保をすることが最も重要になります。

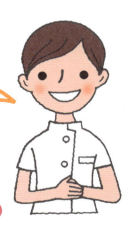

緊急性の高い状態のときもしっかり患者に声かけをし、患者を落ち着かせることも重要です。

先輩ナース

喘鳴

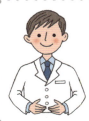
喘鳴とは、主に呼気時に聴診器なしで聴こえるゼーゼーやヒューヒューといった異常な音のことをいいます。上気道、下気道のいずれかの部位に、腫瘍、炎症、分泌物によって狭窄が生じた場合、空気が通過する際に狭窄部位に振動が生じ、異常音を発生します。聴診器ではこれらは連続性副雑音として聴取されます。

しっかり音を聴き分けましょう

喘鳴が聴取されたときは、何らかの原因で気道に狭窄が生じているということがわかります。狭窄が悪化し、気道を塞いでしまうことを予防するためにも喘鳴をしっかりアセスメントし、狭窄がどの部位で生じているかを把握し、それに適した対応を早急にすることが重要です。

喘鳴は大きく3種類に分けることができます。

●ロンカイ（rhonchi）：低音性連続性副雑音

比較的太い気道が狭窄することで生じるボーボー、グーグーといった低い音で、吸気時、呼気時ともに聴取されます。主な疾患は気管支喘息、気管支炎で、気道分泌物の貯留によっても生じます。

●ウィーズ（wheeze）：高音性連続性副雑音

末梢気管支の狭窄によって生じるヒューヒューといった高い音で、呼気時のみ聴取されます。主な疾患は気管支喘息、COPDがあります。

●ストライダー（stridor）

上気道が狭窄することで生じる高い音で、吸気時のみに聴取されます。上気道狭窄はアナフィラキシーショックによる浮腫や、異物、舌根沈下などによって生じ、それらは呼吸困難にも繋がるため、緊急な対処を要することもあります。

観察ポイント

●喘鳴が聴取されるタイミング

吸気時、呼気時に注意して喘鳴が聴取されるタイミングをアセスメントしましょう。また、喘鳴が出たり止まったりするかもアセスメントし、何らかの誘因があるか、もしくは悪化させる原因があるかを観察しましょう。

●喘鳴が聴取される部位

気道のどこが狭窄しているのかを把握するために、しっかり聴診器で聴取し、部位を確認しましょう。

5　呼吸器系のアセスメント

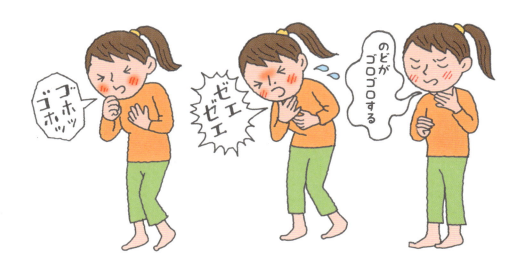

Nurse Note

喘鳴

- 聴診器の集音部には膜型とベル型があるが、呼吸音の聴診には高音の聴取に適した膜型をしっかり皮膚に押し当てて使用する。
- 人工呼吸器を使用している患者の聴診で副雑音が聴取された場合は、気管チューブのカフ圧不足による空気漏れの音やチューブの狭窄による副雑音ではないことを確かめること。
- 喘鳴が聴こえたからとすぐに聴診器で聴診をするのではなく、患者の全体をしっかりアセスメントとし、まず何をすることが最優先かを判断する。

その他の必要なアセスメント

喘鳴が聴取された場合には、喘鳴のアセスメントをすると同時に換気ができているかしっかりアセスメントしましょう。

● **バイタルサイン**

喘鳴が聴こえた場合は気道の狭窄があると疑えるため、呼吸状態をしっかり把握することが重要です。気道の狭窄によって換気が十分に行えず、酸素供給と二酸化炭素の排出ができない場合は早急な処置が必要なため、呼吸数、呼吸パターン、呼吸の深さ、SpO_2をしっかりアセスメントしましょう。

● **呼吸困難、チアノーゼの有無**

気道の狭窄によって換気することが難しくなるため、呼吸困難の程度やチアノーゼの有無をしっかりアセスメントしましょう。

● **原因となる疾患、背景（投薬や分泌物の有無）を確認**

喘鳴は喘息やCOPDなどの呼吸器系疾患を原因とするものもありますが、そうでないものもあります。例えば、アナフィラキシーショックや異物による**気道狭窄**です。新しい薬の投与後に喘鳴が生じた際はその薬へのアレルギー反応を疑います。

この場合は、アレルゲンを排除することが最も重要となります。喘鳴の原因となる疾患や背景をしっかり確認し、適した対処をしましょう。

整髪料や柔軟剤の匂いが喘息を引き起こす場合もあります。自身の身に付けるものにも注意しましょう。

先輩ナース

チアノーゼ

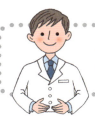

チアノーゼの有無を確認することで呼吸によって十分な酸素が供給できているかを判断することができます。

 観察ポイント

チアノーゼは、毛細血管内の還元ヘモグロビン（酸素と結合していないヘモグロビン）が5g/dL以上に増加したときに生じる、皮膚の色が青紫色に変化することです。皮膚が薄く、毛細血管が豊富な口唇や爪床の色に変化が見られるときは肺のガス交換に問題があり、酸素供給が十分に行われていないと判断できます。

● **皮膚、口唇、爪床などのチアノーゼの有無/チアノーゼ出現部位**

全身の皮膚や粘膜に出現するチアノーゼを**中心性チアノーゼ**といい、四肢末端や耳朶、鼻尖に出現するチアノーゼを**末梢性チアノーゼ**といいます。

中心性チアノーゼは低酸素状態によって引き起こされるのに対し、末梢性チアノーゼは血液の循環不全のために末梢部位に還元ヘモグロビンが貯留することで生じます。

そのため中心性チアノーゼは酸素投与で改善することが多いですが、末梢性チアノーゼは酸素投与では改善されず、マッサージや保温によって改善されることがあります。

チアノーゼの原因によって、対処が違ってきます。しっかり識別しましょう。

先輩ナース

5 呼吸器系のアセスメント

その他の必要なアセスメント

チアノーゼの原因を把握するためにも重要です。

●バイタルサイン

呼吸器不全による中心性チアノーゼが疑われた場合は、呼吸数、脈拍、SpO₂をしっかりアセスメントし、酸素供給状態を把握します。酸素の投与が必要な場合は、それによってチアノーゼが改善されるか観察しましょう。

●末梢温度

末梢温度が低く感じられた場合は、末梢性チアノーゼを疑います。末梢の保温をし、マッサージなどによって血液の循環を改善することでチアノーゼが改善されるか観察しましょう。

●留意点

光の加減、皮膚の色や厚みによってチアノーゼの色調が変わってくるため、できるだけ自然光のもとでアセスメントをすることが重要です。

チアノーゼは還元ヘモグロビンと酸化ヘモグロビンの相対量で現れるのではなく、絶対量によって現れるため、もともと総ヘモグロビン量が少ない貧血の患者などでは、チアノーゼが出現するのは、通常の患者よりも低酸素状態がより亢進しているときになります。

チアノーゼへの対処法

中心性チアノーゼが示すような、血液中に十分な酸素が取り込まれていない場合、その状態が長く続くと脳細胞もしくは心筋細胞が酸素不足に陥り、意識を失う可能性があります。

その際の対処法として看護師がまずできることは、患者を仰臥位にし、下肢を心臓や脳より高い位置まで上げます。そうすることで、下肢の血流を中枢に戻し、血流の増加を図ります。

しかしこれは一過性のものであり、次の的確な対処までの応急処置に過ぎません。酸素不足が疑われた場合は酸素投与の準備をし、チアノーゼを起こす原因がある場合は、その原因を取り除くための処置を行うことが重要になります。

ばち状指

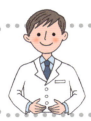

ばち状指とは、手指または足趾の先端が太鼓のばちのような形に膨らんだ状態のことをいいます。正常では爪の角度は160°以内ですが、ばち状指は180°以上の角度があります。

観察ポイント

ばち状指は、数週から数カ月間の慢性的な酸素供給不足を示唆するため、慢性呼吸不全や循環器疾患の評価に役立てられ、角度が大きくなるにつれ、軽度、中度、高度と分類されます。ばち状指の原因となる呼吸器系疾患には、肺癌、間質性肺炎、気管支拡張症があります。

①ばち状指の有無

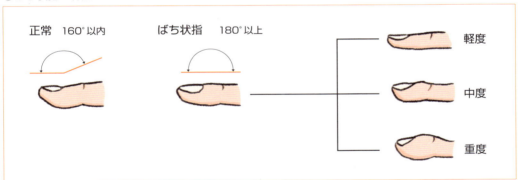

②爪の角度（程度）

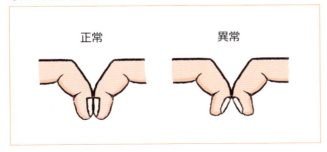

その他の必要なアセスメント

　原因となる疾患によって、正常な呼吸を行えない場合があるため、呼吸器系の他の症状もしっかりアセスメントしましょう。

　ばち状指の原因となりうる疾患・背景を特定します。慢性的な呼吸不全の場合に表れるため、ばち状指があるからといって緊急な対処をしなければならないわけではありません。

　ばち状指は可逆性でありため、原因となる慢性的な疾患を特定し、それを治療することで指が正常に戻ります。

　指先が膨らむことで、ADLにおいて支障をきたしていないかをアセスメントしましょう。通常、ばち状指は痛みを伴いませんが、指先が膨らむことで、指先で行う作業などに支障をきたす場合があります。

　正常な指では行える作業も、ばち状指では難しくなることがあるため、患者の安全をしっかりアセスメントすることが重要です。

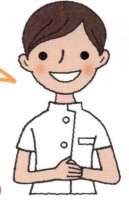

他にも貧血などが原因で生じるさじ状爪や疾患によって爪の色が変化することがあるため、指先までしっかりアセスメントしましょう。

先輩ナース

chapter 6

消化器系のアセスメント

消化器系には多種多様な臓器があり、エネルギー源や栄養素の摂取から吸収、
排泄まで担う重要な器官です。生きるうえで必要不可欠な食事や排泄は
患者のQOLにも大きく影響を及ぼします。疾患、症状を理解すると共に、
それぞれの患者の状況をよくアセスメントし必要なケアを考え、
看護していきましょう。

腹痛

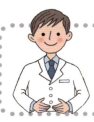

腹痛は消化器以外の疾患、様々な要因によって出現するため、病歴や腹痛の性質や局在を知り、緊急性があるかアセスメントし援助することが大切です。

腹痛の観察

腹痛の発生機序により、以下のように内臓痛、体性痛、関連痛に分類されます。

- **内臓痛** 消化管や膀胱など管腔臓器(かくくうぞうき)の炎症や虚血により痙攣、拡張、進展することで起こります。
- **体性痛** 壁側腹膜、腸間膜、横隔膜の炎症、摩擦や圧迫などの物理的刺激、胆汁などの化学的刺激によって起こります。
- **関連痛** 激しい内臓痛によって、刺激が与えられている部位のみでなく、求心性神経が入る同じ高さの脊髄レベルの神経分節にある離れた部位の皮膚、筋肉に疼痛が起こります。

症状、身体所見をよく観察し、アセスメントしていきましょう。

●問診

持続時間、痛みの経過、部位、性質、持続的か間欠的か、排泄状況、随伴症状を確認しましょう。内臓痛、体性痛でそれぞれ特徴があるので、おさえておきましょう。

▼腹痛の観察

分類	性質・特徴
内臓痛	●間欠的な鈍痛、差し込むような痛み ●びまん性、非限局性で痛みの部位がはっきりしない ●体位によって疼痛が軽減する ●自律神経症状を伴う
体性痛	●持続的に刺すような激しい痛み ●限局的、動くことで痛みが増す

6 消化器系のアセスメント

●意識レベル、バイタルサイン
全身状態を観察し、ショック症状がある場合は、一刻も早い治療が必要です。医師への報告、モニター装着など速やかに行いましょう。

●視診
姿勢、体位、顔貌、腹部膨満の有無、腹部の手術痕を見ます。腹膜炎や急性膵炎の場合、前屈位でじっとしていることが多いです。

●聴診
腸蠕動音の減弱や亢進に注意しましょう。イレウス場合の腸蠕動音は単純性イレウスでは金属音、複雑性イレウスは減弱または消失、機能性イレウスは消失します。また、腹部血管雑音が聴取される場合、緊急性が高い疾患として大動脈瘤、動静脈瘻、肝炎が挙げられます。

●打診
イレウスでは鼓音が認められ、腎盂腎炎では肋骨脊柱角の叩打痛が認められます。また、腹水の有無も確認しましょう。

●触診
腹膜刺激症状として、筋性防御、反動痛がないかをみます。圧痛点も確認していきます。それらがある場合、腹腔内で炎症（腹膜炎）が起こっていることが考えられます。虫垂炎ではマックバーニーの点＊、ランツの点＊で圧痛が生じます。また、急性胆嚢炎では**マーフィー徴候**と呼ばれる、右季肋部を圧迫しながら深呼吸をしてもらうと痛みのために吸気が止まる徴候が見られます。

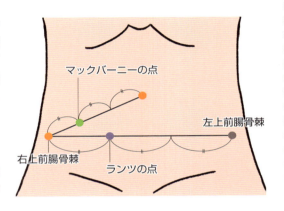

➕ 腹痛時の対応

●苦痛の緩和
患者の衣服をゆるめて身体への圧迫は避けましょう。

腹壁の緊張を緩和させるよう体位にしましょう。

側臥位にし、頭部を挙上する、仰臥位の場合はファーラー位＊で膝下にポジショニング枕を入れるなど工夫しましょう。

患者に安楽な体位を確認しながら行いましょう。

＊**マックバーニーの点**：右上前腸骨棘とへそを結ぶ線上、右上前腸骨棘側より4〜5cmの部位のこと。
＊**ランツの点**：　　　　左右の上前腸骨棘を結ぶ線上右1/3の部位のこと。
＊**ファーラー位**：　　　上半身を30〜60°ギャッジアップした状態。

便秘

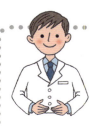

便秘とは、健康時と比べ排便回数、量が少ない状態、含有水分量が少なく硬い便の排出、排便が困難な状態のことをいいます。便秘も様々な原因によって起こります。便秘の種類を知り、アセスメントで原因を探り、適切な対応ができるようにしましょう。

便秘の観察

原因によって以下のように分類されます。

▼便秘の観察

分類		原因・疾患
機能性便秘	弛緩性便秘	蠕動運動や緊張が低下により起こります。食事摂取不足、運動不足や加齢・長期臥床による筋力低下などが原因となります
	痙攣性便秘	副交感神経の過緊張により分節運動が亢進して起こります。腸の痙攣性収縮により、兎糞状（とふんじょう）の便になります。精神的なストレス、過敏性腸症候群などが原因となります
	直腸性便秘	直腸の排便反射の緊張が低下することにより起こります。下剤の乱用や環境の変化、不規則な生活、習慣的な便意の無視などが原因となります
器質性便秘		腸管の器質的な変化や異常により起こります。腫瘍や、瘢痕、クローン病や潰瘍性大腸炎などの炎症や、開腹手術後の癒着により腸管が狭窄し通過障害が起こることが原因となります
症候性便秘		他の疾患が原因で起こる便秘のことをいいます。脊髄や脳血管疾患による排便反射に関わる神経の障害や、甲状腺機能低下症や糖尿病などそれぞれの疾患により蠕動運動が低下することで起こります
薬剤性便秘		消化管運動を抑制する作用がある薬物によって起こります。抗コリン薬、抗うつ薬、抗パーキンソン病薬、抗けいれん薬、麻酔や麻薬などが挙げられます

90

●排便状況

排便の回数・間隔（通常時と現在）、最終排便日時、時刻、便の量、混入物、形状、色、臭い、残便感の有無などを確認しましょう。同時に食事内容・量、水分摂取量、運動量、生活リズム、服用している薬剤、便秘をきたす疾患の有無など、便秘の原因となっているものがないか確認しましょう。

●フィジカルアセスメント

視診、聴診、打診、触診によりアセスメントを次のように行います。

- **視診**　腹部膨隆の有無を確認しましょう。
- **聴診**　腸蠕動音の消失、減弱、亢進の有無を確認しましょう。消失減弱の場合、機能性イレウス、亢進の場合は単純性イレウスが疑われます。
- **打診**　ガスが溜まっている部位は鼓音、便が溜まっている部位は濁音がします。
- **触診**　結腸に沿って触れていき、便の溜まっている部位を触知で確認していきます。また、腹壁の緊張が低下している場合、弛緩性便秘が疑われます。

●随伴症状の有無

腹部膨満感、嘔気・嘔吐、食欲不振、腹痛、血圧上昇など随伴症状の有無と程度を確認します。便秘の解消に努めるとともに必要時、医師の指示のもと対症療法を行っていきます。

便秘時の対応

●生活習慣の改善

食物繊維の多い食事や水分摂取、散歩などの適度な運動を促しましょう。また、毎日決まった時間帯に排便を試みる、便意があったら我慢はしないなどの排便習慣を整えるようにしましょう。

●腹部マッサージ、腹部温罨法（おんあんぽう）

器質的な疾患がないことが判断できた場合に行い、腸蠕動を促進させましょう。腹部マッサージは腸の走行にそって「の」の字を書くように行いましょう。温罨法は腹部、腰背部を中心に行います。患者に温度を確認しながら行い、必ず、終了後は皮膚に異常はないか観察しましょう。

●心理的ケア

精神的なストレスがある場合は、それを軽減できるよう援助しましょう。また、ベッド上での排泄やポータブルトイレを使用している場合、羞恥心などの心理的要因で便秘になってしまう人もいます。カーテンなどでプライバシーを保護し、片付けも速やかに行いましょう。排便後は、換気をしたり、消臭剤を使用するなどして、臭気にも配慮しましょう。

下痢

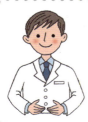

下痢とは液状の便（水様便、泥状便）を排出することをいいます。通常、摂取した食物は大腸で、約1〜2Lほど水分が吸収されて便が形成されます。それが何らかの原因で吸収できず便中の水分量が増加することで下痢が生じます。下痢が起こる原因や、長期化することで起こる問題を理解し、適切に対応しましょう。

✚ 下痢の観察

下痢は発生機序により、以下のように分類されます。また下痢の症状が2週間以内のものを**急性下痢**、3〜4週間以上持続するものを**慢性下痢**といいます。

▼下痢の分類

分類	発生機序	発生原因
分泌性下痢	水分や消化液の分泌が異常に亢進することによって起こる	粘膜障害、コレラ、ホルモン異常など
浸出性下痢	粘膜の炎症などにより吸収能力の低下や腸管壁の浸透性が亢進することによって起こる	潰瘍性大腸炎、クローン病、細菌性・ウイルス腸炎など
浸透圧性下痢	吸収されにくい高浸透圧性物質が腸管内に存在することによって起こる	腸の切除時、下剤使用時など
腸管運動性下痢	蠕動運動の亢進、もしくは低下によって起こる	亢進：過敏性腸症候群、甲状腺機能亢進症など 低下：がんや炎症による狭窄、ダンピング症候群、糖尿病性神経症など

●全身状態、意識レベル

下痢によって多量に体液が排出され、脱水や代謝性アシドーシス＊や、低K血症、低Na血症などの電解質異常が起こる危険があります。頻脈や血圧低下の有無、意識レベルを確認します。ショック症状がある場合は速やかな対応が必要です。

倦怠感の有無や、皮膚の状態、尿量・色、口渇の有無も確認しましょう。また、随伴症状として、発熱、腸蠕動亢進、腹部膨満、腹痛や嘔気・嘔吐の有無も一緒に確認します。

＊**アシドーシス**：血液の酸塩基平衡がくずれ、酸性に傾いている状態。

●排便状況

下痢の発症時期、排便回数、間隔、便の性状・量、混入物の有無、残便感の有無などの確認をしましょう。

下痢の原因＊

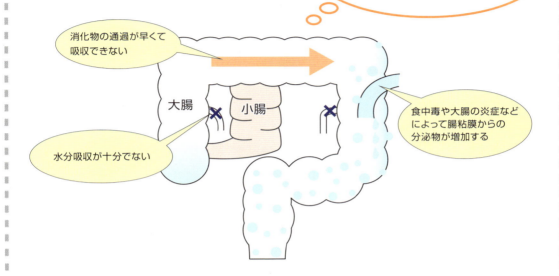

＊『看護の現場ですぐに役立つ 排泄ケアのキホン』中澤真弥著（秀和システム刊）p.54より転載。

下痢時の対応

●腹部の保温

安静にして、腹部を保温することにより腹部内臓器への循環血液量が増加し、消化吸収を促進します。出血性の下痢では保温すると出血を助長する危険があるので、腹部の保温は避けましょう。

●食事療法

腸へ刺激を与えてしまう食物繊維の多い食品や香辛料や、消化吸収の妨げとなる脂肪、糖質の多い食品の摂取は控えるようにしましょう。

●体液、電解質の補正

脱水や電解質異常になる可能性があるため、医師の指示のもと補液を行う場合もあります。

●肛門部の清潔保持

便や消化液が付着していると皮膚がアルカリ性に傾き、皮膚炎を起こすことがあります。しっかりと肛門部の清拭や洗浄、軟膏を塗布するなどして予防しましょう。

嘔吐

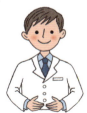

嘔吐・悪心は消化器系、心因性、脳疾患、薬物などによる様々な要因から、延髄にある嘔吐中枢が刺激されることによって起こります。原因や嘔吐後の状況によっては緊急性が高く、速やかに処置をしなければならないも場合もあります。そのため、嘔吐が起こったときに適切にアセスメントし、適切な対応をとることが重要です。

嘔吐の観察ポイント

●意識レベル、バイタルサイン

多量に嘔吐をすることで胃酸の排出による代謝性アルカローシス＊や、炎症による血管透過性の亢進に起因する血管内脱水、電解質異常になる可能性があります。血圧の変動、テタニー症状＊やショック症状に注意して観察し対応しましょう。意識レベル、バイタルサインに異常がある場合は速やかな対応が必要です。

●嘔吐物の量・性状

量や色調、血液や胆汁混入の有無、臭いを観察しましょう。イレウスの場合、糞便臭がしたり、出血性潰瘍や、悪性腫瘍の場合、血液が混入したりします。鮮血や暗赤色様のものを嘔吐した場合は、消化管からの出血が考えられるため、緊急度が高くなります。

このことを**吐血**といいますが、「吐血」の項で詳しく説明します。回数、時間、間隔、嘔気の有無、最終食事摂取時間、排便状況も一緒に確認しましょう。

●薬剤

抗がん剤や麻薬など、副作用として嘔気嘔吐を誘発する薬剤もあります。そのような場合、医師と相談し予防的に制吐剤を使用し対応することもあります。

ジギタリス中毒のように過剰投与、摂取が原因の場合は投薬を医師の判断のもと中止します。どんな薬剤を使用しているかを把握し作用副作用を理解しておきましょう。

●精神的要因の有無

自律神経が乱れて起こる**心因性嘔吐（神経性嘔吐）**があります。強いストレスや、不快なにおい、味などが原因で起こります。この場合、ストレスの原因となっているものを探り、それらを対処していきます。

＊**アルカローシス**：血液の酸塩基平衡がくずれ、アルカリ性に傾いている状態。
＊**テタニー症状**　：血中カルシウム濃度が低下により、痺れや痙攣などの症状が現れること。

●随伴症状

これらからも原因が推測することができます。

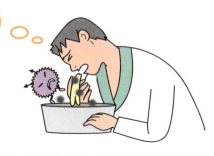

▼随伴症状と考えられる疾患

随伴症状	考えられる疾患
頭痛、意識障害、四肢麻痺	頭蓋内圧亢進
後部硬直、ケルニッヒ徴候	髄膜炎、脳炎
めまい	メニエール病
背部痛、腰部痛	腎結石、尿路結石
嘔吐により改善する腹痛	消化性潰瘍
発熱、下痢	急性胃腸炎、虫垂炎
甲状線腫	甲状腺機能異常
心窩部痛、上腹部痛	虚血性心疾患、急性膵炎、胃炎
黄疸	肝炎、胆道閉塞、妊娠悪阻
起坐呼吸	うっ血性心不全
食後膨満感	胃排出能異常
腹部膨満	イレウス
月経の遅れ	妊娠

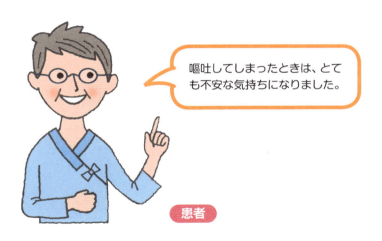

嘔吐後の対応

●**体位の工夫**
　臥位でいる場合は嘔吐物で窒息、誤嚥しないように顔は横に向けるようにしましょう。誤嚥してしまうと、感染や気道閉塞や呼吸不全になる危険があります。意識障害がある場合は特に注意しましょう。側臥位、臥位、腹臥位など必要時にはポジショニング枕も使用し患者の安楽な体位になれるよう介助しましょう。

●**口腔内の清潔保持**
　口腔内に嘔吐物が残っている場合、不快な口臭、味覚により嘔吐を再度誘発する可能性があります。嚥下機能が低下している場合、誤嚥にもつながります。嘔吐後は、口腔ケアをしっかり行いましょう。

●**体液、電解質の補正**
　アルカローシスや脱水になる可能性があるため、医師の指示のもと補液で行う場合もあります。

---

column
経管栄養で引き起こる嘔吐の危険

　胃ろうや経鼻胃管などの経管栄養は栄養剤を胃に直接に投与することになり、それに伴い嘔吐や誤嚥を引き起こす可能性があります。嘔吐は胃腸の蠕動運動の低下や、幽門の狭窄によって胃での栄養剤の停滞時間が長くなり、胃内圧が上昇することで起こります。また、経鼻胃管が胃に留置されたままでは噴門が閉じきらず、チューブに沿って逆流したり、先端が食道まで抜けてしまった場合、そのまま逆流したりしてしまうこともあります。嚥下障害のある患者にも経管栄養は適応となるため、逆流してきたものを誤嚥してしまうリスクがとても高いです。もともと嚥下機能に問題がなかった人でもしばらく経管栄養のみで経口摂取していない場合、機能が低下することも考えられます。投与時は、ベッドを30度〜45度程度ギャッジアップし、投与中も適宜、滴下速度や胃を圧迫する体位になっていないか確認し、投与終了後もすぐに仰臥位へ戻さず1時間ほど様子を見ましょう。

吐血・下血

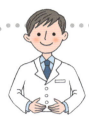

消化器系器官から出血した血液を嘔吐運動によって吐き出すことを**吐血**、肛門から排泄することを**下血**といいます。消化管出血は生命の危険を伴うことも多いため、速やかな治療が必要となる場合が多いです。観察ポイントをおさえ、適切な対応をとりましょう。

吐血の観察

全身状態、出血の程度を把握しましょう。

●バイタルサイン、全身状態

全身状態を把握し対応します。ショック状態の有無、発熱、腹痛の有無、血圧、頻脈、呼吸状態、チアノーゼの有無、四肢冷感、尿量低下の有無などを確認しましょう。ショックがみられる、または予測される場合は速やかに医師へ報告し応急処置をします。また、腹部症状として、腹痛、腹部膨満、嘔気・嘔吐、下痢の有無も確認しましょう。

●色調・性状

出血部位や血液が消化管内に停滞する時間によって色調は異なってきます。

- **吐血**
  - **鮮血** 食道からの出血が多いです。胃でも出血量が多く、胃内に停滞する時間が短い場合、鮮血となります。
  - **暗赤色、コーヒー残渣様** 出血後に消化管内に停滞、胃酸により色調がこのように変化をします。

- **下血**
  - **黒色便** 上部消化管からの出血によることが多いです。吐血時同様、胃酸により変色を起こします。
  - **暗赤色、鮮血便** 下部消化管からの出血によることが多いです。肛門部に近い部位からの出血ほど鮮血色となります。

その他にも量、回数、混入物も一緒に観察しましょう。

吐血時、下血後の対応

　全身状態を把握できたら、必要に応じて医師の指示のもと、安静指示や酸素投与、輸液、輸血、止血剤投与などの対症療法や内視鏡的止血術や腹腔鏡下、もしくは開腹で止血術を行います。

●体位の工夫
　嘔吐の項でも述べましたが、窒息や誤嚥しないように顔は横に向けるようにしましょう。また、血圧低下がみられる場合は下肢を挙上しましょう。

●安静の保持
　蠕動運動の亢進を防ぎます。また、全身の酸素消費量を減らし、循環器系の負担を軽減する目的です。

●清潔の保持

- **吐血時** 口腔内の血液の臭いや味は不快感を与えるのみでなく、それにより嘔吐を引き起こす可能性もあります。また、絶食期間中も口渇や口臭を起こしやすいため、含嗽（がんそう）や口腔清拭などを行い、清潔に注意しましょう。
- **下血時** 頻回の下血は肛門周囲のびらんや感染を引き起こします。清拭、洗浄を行い清潔に保つようにしましょう。

●食事指導
　吐血後は消化管の安静をはかるために絶飲食となることが一般的です。止血が確認できたら、流動食などから食事再開され、再出血の徴候がないか観察しながら食事形態を上げていきます。

●保温
　出血によって末梢循環不全を起こしやすいため四肢の保温や、室温を調整しましょう。

腹水

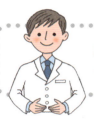

腹水とは、何らかの原因で腹腔内に液体が貯留することをいいます。腹水の原因となる疾患やその仕組みを知り、適切に管理する必要があります。

腹水の観察

腹水は発生機序により、以下のように分類されます。

▼腹水の分類

分類	原因	性状
滲出性（炎症性）	腹腔内臓器や腹膜の炎症による血管壁の透過性の亢進や、腫瘍などにより腹部大動脈周囲のリンパ節が障害されリンパ管圧の亢進によって起こる	膿性（黄色混濁）、乳び性、血性、粘液製、胆汁性 ● 比重：1.018以上、 ● タンパク濃度4g/dl以上
漏出性（非炎症性）	肝硬変による門脈圧亢進や、腎不全による水分、ナトリウムの排泄障害、心不全による心臓のポンプ機能低下によって起こる	漏出性：漿液性（淡黄色透明） ● 比重：1.015以下 ● タンパク濃度2.5g/dl以下

以下のことを全体的に見て、原因、状況をアセスメントしていきましょう。

●バイタルサイン、全身状態の把握

血管内脱水になり血圧が低下したり、横隔膜が圧迫され呼吸状態に異常が出たりする場合があるため、注意が必要です。うっ血性心不全も腹水の原因の1つであるため、バイタルサインに気をつけましょう。随伴症状として、全身倦怠感や食欲不振、嘔気嘔吐の有無などを確認しましょう。

●腹水の程度

体重、腹囲の測定し変動を把握します。また、本人の腹部膨満感の程度も確認しましょう。浮腫として他の部位にも出現していないか全身を観察し、ある場合は部位、発現時期、左右対称性、圧痕の有無を確認しましょう。

●フィジカルアセスメント

視診、触診によりアセスメントを次のように行います。

- **視診** 腹部膨隆（ふくぶぼうりゅう）の程度、皮膚の状態をみましょう。
- **触診** 腹部の緊満の状態を確認しましょう。打診では腹水が貯留している部位は濁音が聞こえます。また、多量の腹水が貯留している場合は、波動による方法でもみることができます。

腹水がある患者への対応

●体位の工夫
腹水により横隔膜の圧迫を緩和させるために、側臥位にしたりベッドをギャッチアップしたり、また、仰臥位でも膝にポジショニング枕を入れるなどして工夫しましょう。腹部を締めつけないよう衣服も、ゴムを緩めるなどの工夫をしましょう。

●環境整備
腹部が膨隆していると体動困難であったり、足元が見えなかったりで転倒の危険も十分にあるため、環境整備や移動時に介助や付き添いをするなどして防ぎましょう。

●食事指導
ナトリウムや水分摂取の制限や低アルブミン血症の場合、高タンパク食にしたりします。腹部の膨満により食欲が低下している場合、栄養不良にならないよう補食などを促しましょう。

●皮膚の清潔
腹水が多量に貯留すると血液循環が悪くなり、また腹部の皮膚が伸ばされて薄くなった状態になります。皮膚の抵抗力が低下し、皮膚に傷がつきやすくなります。感染を受けないよう皮膚を清潔にし、保護しましょう。

●利尿剤投与時の援助
利尿剤投与での治療を行う場合、尿量、出納バランス、体重などを把握し、利尿剤の効果をみる必要があります。また、血管内脱水を起こす危険もあるため血圧や脈拍にも注意しながら行いましょう。患者さんの状態や希望に合わせ、ベッドサイドに尿器やポータブルトイレの設置も考慮するのもよいでしょう。

●腹水穿刺（せんし）時の援助
侵襲的な処置であり苦痛、不安が強いと考えられます。事前の説明、バイタルチェック、無菌操作の徹底、体位の工夫など十分に行いましょう。急激な排液によりショックを起こす危険があるため、よく観察しながら行うことが重要です。

黄疸

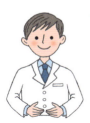

黄疸とは、血中ビリルビン濃度が異常に増加し蓄積することで皮膚や粘膜が黄染した状態です。ビリルビンは脾臓で破壊された赤血球に由来するヘモグロビンが分解することによって生じます。血漿アルブミンと結合したものを**間接型ビリルビン**、肝臓に取り込まれてグルクロン酸抱合を受けたものを**直接型ビリルビン**といいます。黄疸が出現する原因、機序を理解し、ケアできるようにしましょう。

黄疸の観察

黄疸は原因によって以下のように分類されます。

▼黄疸の分類

分類	原因
肝前性黄疸	溶血などにより、肝臓に流入する前に間接ビリルビンが高値になっているため生じる
肝性黄疸	肝硬変や肝炎、肝癌など肝臓の機能に障害があり、ビリルビンの処理ができず出じる
肝後性黄疸	腫瘍や総胆管結石などによる胆管の閉塞で、胆汁の流れが障害されることにより生じる

●全身状態の観察

黄疸の程度、部位、原因疾患の有無を観察し、原因をアセスメントし治療を行っていきます。適切な治療を行わないと場合によっては胆管炎、肝性脳症を起こす危険もあるため注意が必要です。また、全身倦怠感、掻痒感、感冒様症状、発熱などの随伴症状の有無も確認しましょう。また、便秘や出血傾向にも注意する必要があります。

黄疸のある患者への看護

●安静保持
黄疸のある患者は倦怠感を伴っていることが多いです。肝血流量を保つために、できるだけ安静を保持するようにしましょう。

●皮膚搔痒感への援助
血中の胆汁酸が皮膚の末梢神経系を刺激し、搔痒間が生じます。アイスノンや冷湿布などで冷やし搔痒感を緩和させましょう。また、痒み止めの塗布や、清拭時に湯にハッカ油を適量入れて行うのも効果的です。肝障害により免疫機能も低下し、また、出血傾向にもなります。

手で強く掻いて皮膚を傷つけると感染の原因にもなるため搔かずに軽く叩くようにするよう説明しておきましょう。また、痒みにより眠れない場合は睡眠薬の使用も医師に相談し考慮しましょう。

●食事指導
高タンパク、高エネルギー、高ビタミンの食事を摂取するようにしましょう。脂肪を消化吸収する役割もある胆汁の分泌が不良となっているため、脂肪分の多い食事は控えましょう。

●排便コントロール
胆汁の排出障害や安静状態による腸蠕動の低下によって便秘になりやすくなります。ビリルビンの増強や、肝性脳症の助長にもつながるため、腹部マッサージや下剤なども使用し、排便をコントロールしましょう。

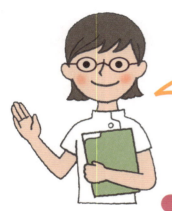

黄疸が出現するメカニズムをしっかり理解しましょう。

ベテランナース

脳・神経系の
アセスメント

脳・神経系に関する症状も非常に数多くありますが、
本章では、患者さんがよく訴える一般的な症状を取り上げ、
簡潔にアセスメントのポイント、留意点を説明します。

頭痛

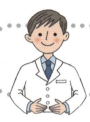

頭痛は、誰にでもよくみられる症状の1つであり、頭痛があるからといって疾患があるとは限りません。

頭痛の種類・分類

　問題のない頭痛（**機能性頭痛・一次性頭痛**と呼ばれ、片頭痛や緊張性頭痛などです）の方が多いと思いますが、ときには重大な疾患と関連した**症候性頭痛（二次性頭痛）**の場合があります。症候性頭痛の原因疾患は様々ですが（次表参照）、生命にかかわる重大な疾患も含まれていますので、看護師として見落とすことのないようアセスメントが重要になります。

▼症候性頭痛を起こす原因疾患

分類	主な原因疾患、病態
1.脳内の血管の異常に関連した頭痛	●くも膜下出血 ●脳内出血、硬膜外出血、硬膜下出血 ●脳動脈あるいは頸動脈の動脈解離 ●静脈洞血栓 ●高血圧　など
2.脳内の血管とは関連しない頭痛	●頭蓋内腫瘍 ●高・低随液圧 ●頭蓋内感染症（髄膜炎、脳炎、脳膿瘍）　など
3.全身性疾患と関連した頭痛	●全身性完成章（細菌感染、ウィルス感染など） ●薬品、化学物質などによる頭痛 ●代謝障害（低酸素血症、高二酸化炭素血症、低血糖）など
4.脳神経の障害に関連した頭痛	●帯状疱疹、三叉神経痛、舌咽神経痛
5.眼、耳、鼻、口腔の障害に関連した頭痛	●緑内障 ●副鼻腔炎 ●中耳炎 ●顎関節症 ●歯の痛みに関連した頭痛　など

アセスメントのポイント

●頭痛の程度
いままで経験したことのないような激烈な頭痛か、普段の頭痛と違うかどうか。

●進行の状況
時間の経過とともに症状（痛み）が急激に悪化しているか。

●随伴症状の有無
意識障害、嘔気・嘔吐、発熱、発疹など。

●バイタルサイン
特に血圧上昇の有無。

●年齢
小児（5歳未満）または比較的高齢（51歳以上）の発症か。

上記の症状に該当する場合は、ただちに医師に連絡をしましょう。そして、バイタルサインを継続的に測定し、頭痛や随伴症状の緩和、対象者の不安や精神的な緊張の緩和に努めましょう。

主な症候性頭痛（二次性頭痛）を引き起こす重大な疾患

●クモ膜下出血
50歳代以上の患者で突然の激しい頭痛が出現した場合、クモ膜下出血を第一に考える必要があります。「突然の激しい痛み」「いままで経験したことのない痛み」が特徴ですので、頭痛の程度を正確に問診で把握しましょう。また、嘔気、嘔吐を伴うことも多いです。

●脳出血、脳梗塞
クモ膜下出血と同様の痛み、嘔気・嘔吐の随伴症状に加えて、めまいや麻痺、感覚障害、意識障害などの神経症状を伴います。この場合もただちに医師に報告し、バイタルサインなど、継続的に観察を行う必要があります。

●髄膜炎
激しい頭痛の他に発熱、嘔気・嘔吐があります。ウイルス性髄膜炎の場合は、風邪症状に続いて起こる場合があります。症状の進行に伴い意識障害を起こす場合もあります。

●急性緑内障
頭痛に加えて眼痛、嘔気・嘔吐がみられれば急性緑内障による頭痛を疑います。対光反射の消失や遅延、結膜の充血などの眼症状が特徴です。

●その他：高血圧性脳症
頭痛があり血圧が拡張期圧で130mmHg以上あれば、高血圧性脳症の可能性もあります。嘔吐、けいれん、視力低下、意識障害などの随伴症状がみられますが、血圧が低下すれば症状は軽減するのが特徴です。

めまい

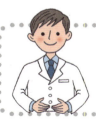

めまいも一般的によく体験する症状の1つですが、「自分自身または外部の物体が回転またはぐるぐると動いているという感覚（ステッドマン医学辞典）」と定義されます。

めまいの原因

めまいと一言でいっても「ぐるぐる目が回る感じ」「ふらふら立っていられない感じ」「目の前が暗くなる感じ」など、症状もいろいろですが、私たちが周囲の状況を認識し、身体の姿勢（平衡）を保つために関係する身体器官の問題により起こります（次表参照）。

私たちが、まっすぐに立っていられるのは、重力の方向を感じとり自分の位置や体のバランスを調整しているからであり、この位置やバランスの感覚を**平衡感覚**といいます。平衡感覚を司る器官を**前庭器官**といい、頭の向きを感じ取る**三半規管**と、重力などの加速度を感じ取る**卵形嚢**と**球形嚢**からなります。

この平衡感覚の異常によるめまいが、末梢性めまい、中枢性めまいであり、めまいの大部分を占めますが、その他、血圧低下など循環障害によるめまいや視力障害、心因性のめまいなどもあります。

看護師は診断をするわけではありませんが、医師に報告する際に、必要な情報収集を行うことにより、小脳梗塞や小脳出血などの重大な疾患の早期発見につながります。

●末梢性（前庭性）めまい

めまいの約半数は**末梢性（前庭性）めまい**といわれており、代表的な疾患は**メニエール病**です。特に誘因がなく発症する回転性のめまいであり、数時間から1日くらい続きます。随伴症状に難聴や耳鳴り、眼振があります。

●中枢性めまい

小脳は平衡感覚に関与していますので、小脳梗塞や小脳出血では症状としてめまい、ふらつきがみられます。また、血液循環が障害されている**椎骨脳底動脈循環不全**では、随伴症状として、複視（物が二重に見える状態）、視野障害、運動失調、構語障害（口や舌の筋肉の運動障害で、ろれつが回らない状態）がみられます。これらの症状があるときは、ただちにバイタルサインの結果とともに医師に報告しましょう。

●失神性めまい

起立性低血圧、不整脈、貧血、脱水などによる血圧低下や循環障害によるめまいです。バイタルサインの結果や患者の経過から判断しましょう。

▼めまいの分類と主な原因疾患・病態

分類	原因となる疾患・病態
1. 末梢性（前庭性）めまい；前庭感覚の障害によるめまい	●メニエール病　●前庭神経炎 ●突発性難聴　●内耳炎　など
2. 中枢性めまい：中枢神経系の障害によるめまい	●小脳脳幹梗塞・小脳脳幹出血、小脳脳幹腫瘍 ●椎骨脳底動脈循環不全　●髄膜炎 ●聴神経腫瘍　●多発性硬化症　など
3. 失神性めまい：血圧低下、循環障害などによるめまい	●起立性低血圧　●貧血 ●不整脈　●脱水　など
4. その他：心因性、視力障害によるめまい	●神経症 ●視力障害　など

めまいといっても原因は様々です。まずは、患者さんの訴えをよく聞いてアセスメントしていきましょう。

先輩ナース

アセスメントのポイント

会話が可能であれば以下について問診し、併せて報告しましょう。

- **めまいの症状の詳細**：回転性のめまいか、ふわふわするようなめまいか、目の前が暗くなる感じか。
- **前駆症状の有無**：めまいが発症する誘因があるか、頭の向きでめまいの変化があるか。
- **めまいの持続時間**
- **随伴症状**
  A. 難聴や耳鳴りの有無
  B. 神経症状の有無：複視、視野障害、運動失調、構音障害、顔面のしびれなど
  C. 頭痛、発熱
- **既往歴**：中耳炎、高血圧・心疾患・貧血・たちくらみ
- **精神的ストレス**

医師に報告するとともに、患者本人の不安の軽減に努めることが大切です。

めまいのアセスメントの基本は症状の把握

　めまいは、小脳、平衡器官の異常など、様々な原因で起こり、その症状も、「ふらふらする」「目の前が暗くなる感じ」など、様々であることは既に書かれているとおりです。
　ただし、原因によって症状は特徴があり、例えば、メニエール病によるめまいでは「回転性」のめまいであることが特徴ですし、起立性低血圧によるめまいは「目の前が暗くなる感じ」のめまい、ふらつきです。まずは、患者さん自身がどのように症状を表現しているのか、的確な質問（閉鎖的な質問、選択式質問）を活用することにより症状を正確に引き出すことが求められます。

痙攣(けいれん)

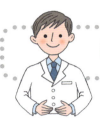

痙攣(けいれん)とは、全身的または局所的な筋肉の不随意的な収縮です。

けいれんの種類、特徴

次表に痙攣の主な原因を示します。てんかんなど、脳の器質的な障害により起こる痙攣(**てんかん性痙攣**)とそれ以外の病態・疾患に起こるもの(**非てんかん性痙攣**)に大別されます。また、痙攣の症状により**局所性痙攣**(痙攣が身体の一部分に限局して起こるもの)と**全身性痙攣**(痙攣が全身的に起こるもの)に分けられます。

非てんかん性痙攣は、部分的な不随意運動であることが多いです、また、筋収縮の性質から次表のように分類されます。

▼筋収縮の性質による痙攣の分類

種類	特徴
1. 間代性痙攣(かんたいせい)	筋収縮と弛緩が交互に反復して起こる痙攣。四肢に起こった場合には、手足がガクガクと大きく震える
2. 強直性痙攣(ごうちょくせい)	筋収縮状態で全身が硬直する。四肢は強く伸展したまま、あるいは屈曲したままとなる
3. 強直間代性痙攣(ごうちょくかんたいせい)	急激な意識消失と全身性強直性痙攣をおこし、その後、間代性痙攣になる。呼吸抑制、チアノーゼ、尿失禁、瞳孔散大(どうこうさんだい)などがみられる

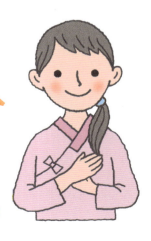

けいれんが起きると、自分でもびっくりしますから、看護師さんの優しい声かけが嬉しいですね。

患者

てんかん

痙攣がみられる代表的な疾患として**てんかん**があります。「てんかんとは、種々の成因によってもたらされる慢性の脳疾患であって、大脳ニューロンの過剰な発射に由来する反復性の発作（てんかん発作）を特徴とし、それに様々な臨床症状および検査所見を伴う（WHO編てんかん辞典）」ものです。てんかん発作の中には、上記の間代性痙攣、強直性痙攣、強直間代性痙攣も含まれます。

▼痙攣の主な原因、メカニズム

原因		主な疾患
脳の障害	機能的障害	真性てんかん
	器質的障害	脳梗塞、クモ膜下血腫、脳挫傷、脳炎、脳腫瘍、脳膿瘍、硬膜下血腫　など
脳の障害以外	内分泌・代謝異常	低血糖、テタニー、電解質異常
	その他	熱中症、熱性痙攣、過換気症候群

アセスメント、対応のポイント

大切なのは、「緊急度」の判断です。そのために系統的にアセスメントを行いましょう。

●問診

発症状況、発症様式と経過、持続時間、前駆症状と随伴症状（発熱、めまい、運動麻痺、悪心・嘔吐、動悸、胸痛、呼吸困難など）、既往歴・家族歴について確認しましょう。

●バイタルサイン

意識状態の確認　意識消失があれば緊急性が高いです。あわせて瞳孔の観察（瞳孔の大きさ、左右対称性、対光反射）も行いましょう。

呼吸状態　呼吸回数、リズム、呼吸停止がないかどうかを観察し、同時にSpO$_2$測定を行います。また、チアノーゼの有無も確認しましょう。

脈拍、心拍、血圧　循環動態が保たれているかどうか、確認します。四肢冷感の有無も確認しましょう。

意識レベルの低下、呼吸困難などがみられれば、ただちに医師に報告し、気道確保、衣服を緩め呼吸運動が行いやすくし、必要時酸素投与などを速やかに行えるように準備しましょう。

発見者は患者のそばを離れず、安全確保に努め、応援を呼びましょう。

嘔吐に備えて、吐物が気道に入らないように、側臥位にしましょう。また口腔内の吐物を吸引しますが、けいれん時は患者が歯を食いしばるので、指をかまれないように注意しましょう。また、ベッドからの転落、転倒などの事故防止にも努めましょう。対象の安全確保が第一になります。

意識障害

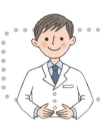

意識を保つメカニズムはchapter 2に記載しましたが、「意識がある」とは、自分で自分自身と周囲を適切に認識している状態をいいます。

意識障害の原因疾患

意識障害とは、意識状態になんらかの問題があり、意識が正常に保たれなくなった状態です。バイタルサインにも含まれているとおり、意識障害は対象の生命維持にかかわる問題であることが多いので、迅速、正確なアセスメントが重要になります。

意識障害の原因疾患としては、脳の障害によるものと、脳以外の障害によるものの大きく2つに大別されます（次表参照）。

▼意識障害の原因疾患

脳の障害	脳以外の障害
●頭部外傷：脳挫傷、硬膜下血腫、硬膜外血腫、脳震盪　など ●脳血管障害：脳出血、脳梗塞、くも膜下出血、一過性脳虚血発作 ●脳腫瘍 ●てんかん ●脳の炎症：脳炎、脳膿瘍、脳腫瘍	●心・血管疾患：心筋梗塞、心不全、起立性低血圧、ショック、アダム・ストークス発作　など ●呼吸器疾患：肺炎、気胸、肺気腫、肺線維症など ●糖尿病 ●肝疾患 ●腎疾患 ●内分泌疾患 ●中毒症：薬物中毒、化学物質、アルコール依存症 ●体温異常：高体温、低体温

アセスメントのポイント

●意識レベルの評価

意識状態の量的なアセスメントは、chapter 2 に記載したジャパン・コーマ・スケール（JCS）やグラスゴー・コーマスケールで評価しましょう。皆さんの施設で使われている方で客観的な意識レベルの評価をしてください。

たんに眠っているだけなのか、それとも意識障害があるのかどうかを判断するためには、正しい意識レベルの観察方法の理解が必要です。まずは、ふつうの声で名前を呼び、それでも開眼しなければ耳元で大きな声で名前を呼び、それでも開眼しない場合に、肩をたたき、身体をゆさぶるなどの刺激を与えながら大声で呼びます。

これで開眼しなければJCS30以上であり、痛み刺激を加えますが、痛み刺激は安全でかつ、確実な刺激である必要があり、爪床部刺激法、眼窩上縁内側部圧迫法、両側耳下部圧迫法などを用いましょう。

●意識障害発症の経過、本人の既往歴、服薬歴

いつから始まったのか、突然意識障害が始まったのか、麻痺、話にくさなど、他の症状があったかなど、意識障害のために本人に聞けない場合は、家族から確認しましょう。

また、脳血管疾患、糖尿病、高血圧、てんかんなどの既往歴の有無、インスリン、経口糖尿病薬、抗てんかん薬、睡眠薬の服薬がなかったかどうかも確認しましょう。

●バイタルサイン

特に発熱の有無、脈拍数の変化、血圧の変動、呼吸数、リズムの変動に注意しましょう。

●中枢神経系の症状の観察

下記について迅速にアセスメントし、緊急度が高い場合はただちに医師に報告し、応援を要請しましょう。

●瞳孔の大きさ、対光反射	大きさや対光反射の異常は、脳幹の異常を示す所見であり、患者の予後にも影響します。
●偏視	正常では、眼球は正中に位置していますが、脳神経系に障害が起こると左右の眼球が一方向を向いたままの状態にある**偏視**が認められることがあります。両目が一方向を向いている状態を**共同偏視**と呼び、脳幹出血の所見の1つです。
●運動麻痺	バレー徴候陽性＊や、ＭＭＴ＊（徒手筋力検査）で左右差が認められる場合は、脳梗塞などの頭蓋内疾患の可能性を示します。
●髄膜刺激症状	項部硬直＊、ケルニッヒ徴候＊などの髄膜刺激症状が陽性の場合は、髄膜炎の可能性を示します。
●姿勢	**除皮質硬直肢位**（下肢伸展、上肢が屈曲内転した姿勢）や**除脳硬直肢位**（下肢と体幹の進展、上肢が回内伸展した肢位）の場合は、脳内の障害が進行していることを示し、緊急度が高いといえます（p.23参照）。

＊バレー徴候陽性 ：p.52参照。
＊MMT ：p.51参照。
＊項部硬直 ：仰臥位で頸部を他動的に前屈させるときに異常な抵抗を認ることで、髄膜刺激症状の一つ。
＊ケルニッヒ徴候：仰臥位で股関節および膝関節を90°屈折させた位置から、膝関節を他動的に伸展させると、正常では135°以上に伸展するが、髄膜刺激症状により屈筋群が攣縮すると135°以上に伸展することができない症状。

運動麻痺

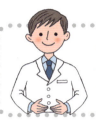

私たちが身体を動かすためには、筋肉、関節そのものが正常であることももちろんですが、運動をコントロールしている脳・神経系の働きが欠かせません。

症状や発症状況から緊急度をアセスメントする

運動指令を末梢に伝える神経線維の経路には、大脳から脳幹・脊髄を経路して末梢に伝える**錐体路**がありますが、運動麻痺はこの錐体路に何らかの障害がある状態です。このうち、大脳皮質運動領から延髄錐体部で交差し、対側錐体路を下って脊髄前角細胞までを**上位運動ニューロン**、脊髄前角細胞から筋までを**下位運動ニューロン**と呼びます。麻痺、すなわち筋力低下の多くはこの上位運動ニューロン、あるいは下位運動ニューロンの病変から起こります。

「麻痺」というと「動かない」と思いがちですが、筋力が軽度低下している状態から完全な筋力の喪失までその程度は様々です。また、上記脳神経系の障害以外にも、低血糖や感染症、脱水などの全身疾患によって起こる場合もあります。まずは、脳神経系障害による麻痺なのか、他の全身疾患に伴う筋力低下、脱力なのかを見極め、症状や発症状況から緊急度をアセスメントすることが重要です。

麻痺と一口でいっても、どこの経路の障害なのかによって症状が違うことを知っておきましょう。

先輩ナース

アセスメントのポイント

●バイタルサイン、意識状態の確認

意識レベルの低下、バイタルサインの異常がある場合は、速やかに医師に報告をし、救命処置を優先します。

●麻痺症状の進行、麻痺の部位、程度の確認

麻痺がいつから始まったのか、発症時刻、急激な発症なのかを本人（家族）から確認します。もし脳血管障害による麻痺である場合は、治療法選択にも影響するため、発症時刻は大切な情報になります。

●麻痺の部位

単麻痺（片方の上肢あるいは下肢のみの一肢のみの麻痺）、対麻痺（両側の下肢の麻痺）、片麻痺（一側の上下肢の麻痺）、四肢麻痺など、麻痺の状況により障害部位の特定にもつながります。また、単麻痺は、下位運動ニューロンの障害でも起こります。下位運動ニューロン障害による麻痺では、病変は常に麻痺側と同側です。

▼障害部位による麻痺の分類

障害部位	麻痺の分類	主な原因疾患
上位運動ニューロン（大脳から脊髄前角細胞まで）の経路＝**錐体路の障害**	中枢性麻痺 （片麻痺は中枢性麻痺）	・脳出血 ・脳梗塞　など →障害部位により麻痺の程度、範囲は異なる
下位運動ニューロン（脊髄前角細胞から筋接合部まで）の**障害**	末梢性麻痺	・糖尿病 ・外傷　など

上肢・下肢のバレー徴候

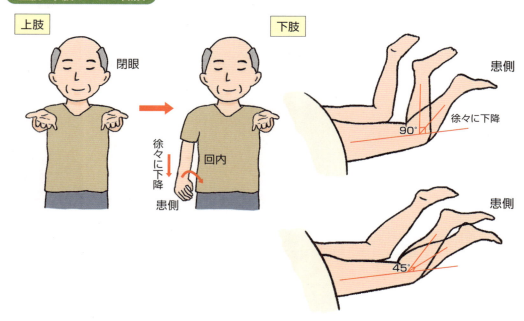

114

●麻痺の程度の確認

- **MMT（徒手筋力検査）**：chapter 2に記載しましたが、筋力の客観的な評価にはMMTが用いられることが多いです。検査方法、評価の仕方、意味については知っておくとよいでしょう。また、バレー徴候（図参照）も簡単な筋力低下のスクリーニングとして用いられます。

- **筋トーヌス**：筋の軽い収縮による緊張のことを**筋緊張**、**筋トーヌス**と呼びます。筋トーヌスの異常は、高位中枢障害、各下降路の障害、伸張反射弓の障害、筋自体の病変によっても起こります。筋トーヌスが亢進しているのか低下しているのかによっても、病変部位の特定につながります。

●随伴症状の確認

頭痛、めまい、悪心・嘔吐、痙攣、構音障害の有無など、随伴症状の有無についても確認しましょう。

●上位運動ニューロン障害と下位運動ニューロン障害の鑑別

上位運動ニューロンは、下位運動ニューロンに対して抑制的に働くので、上位運動ニューロン障害では、腱反射の亢進、また病的反射が陽性に出るという特徴があります。また、錐体交叉の影響から、上位運動ニューロン障害では障害部位の反対側に運動麻痺が現れることが多いです。

下位運動ニューロン障害は、脊髄の反射弓以下、筋までの間の障害ですので、この障害では、腱反射は減弱・消失し、筋委縮が起こり弛緩性麻痺（四肢がだらりと垂れ下がる状態）がみられます。

麻痺の状況により障害部位の特定にもつながります。

ベテランナース

構音障害

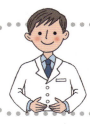

脳・神経系の異常による言語障害には、様々なものがありますが、構音障害は、発語に関係する神経や筋肉の障害によって起こる「うまく話せない」状態をいいます。

構音障害とは

　構音障害の患者は、思うように話せない、発語ができない状態ですが、言葉の理解は正常です。これに対して**失語**は、発語に関する筋、末梢神経には異常がなく、知能や意識の低下、聴力の低下はないのに言語による表現、文字の理解ができない場合をいいます。構音障害の原因としては、中枢神経系、末梢神経系の運動障害、パーキンソン症候群、小脳疾患などがあります。

●顔面麻痺、口腔のアセスメント＝脳神経系のアセスメント

- ●第Ⅶ脳神経（顔面神経）：顔面神経の病変では、顔面の非対称、同側の大半の顔面筋（話す、瞬きをする、眉を上げる、笑うなど）の筋力低下が発生するため、構音障害が起きます。
- ●第Ⅸ脳神経（舌咽神経）/第Ⅹ脳神経（迷走神経）：軟口蓋の動き、舌の動きの障害などが起こるため、この脳神経の病変により構音障害がみられます。

　上記は、中枢性の病変、あるいは末梢性（下位運動ニューロン障害）の両方により起こり得ます。

●中枢神経系（脳血管障害）による構音障害

　片麻痺と同側の顔面、舌下神経麻痺を示す場合や、両側大脳半球、脳幹部の血管障害では著名な構音障害を示すことが多いです。

●パーキンソン病

　パーキンソン病では、口唇や舌の筋硬直が起こるために構音障害を示します。言語は不明瞭で、緩慢となります。

●小脳疾患

　小脳疾患患者の発語はゆっくりで、もつれやすく、構音障害とされています。

痺れ、知覚障害

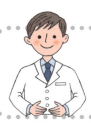

脳・神経系の区分として中枢神経系と末梢神経系の2つに分けられ、末梢神経系は、機能的に感覚・知覚系と運動系に分類されます。痺れ、知覚障害は感覚・知覚系の障害を示します。

「緊急性」の判断

　感覚・知覚系は、末梢の感覚受容器から中枢神経系へ神経情報を伝える求心性の神経線維からなります。私たちの「知覚」が障害されている場合は、皮膚〜末梢神経〜中枢神経の経路のどこかに異常があることが考えられます。
　感覚・知覚機能といっても、**表在知覚**（触覚、温度覚、痛覚）、**固有感覚**（位置覚、圧迫覚、運動覚、振動覚、深部知覚）、**複合覚**などがあります。これらを詳細にアセスメントするためには、それぞれの検査法がありますが、看護師がそのような検査を実際にすることはないでしょうし、私たちは診断をするわけではありません。大切なのは、他の項同様、「緊急性」の判断、アセスメントになります。

主観的情報

　「しびれ」「感覚がない」というのは、患者さんの主観（自覚症状）です。しびれ、と一口にいっても様々な症状を含みますので、まずは本人の訴えから、部位、具体的な症状、経過、しびれの程度、他に症状がないかどうかを把握しましょう。

客観的情報：アセスメントのポイント

「知覚障害」というと感覚・知覚系の異常になりますが、患者さんが「しびれている」という場合は、「しびれて動かせない」という運動麻痺の場合もあります。このときには筋力低下を伴います。

緊急性を伴うしびれは、脳出血、脳梗塞などの大脳、脳幹の障害です。そのために、本人の訴えとともに、客観的情報を的確に収集し、アセスメントにつなげましょう。

● **しびれ、麻痺の状況、障害部位**

急激に発症した片麻痺は、脳出血、脳梗塞が考えられます。また、片側の感覚障害は、大脳・脳幹の障害の可能性があります。両上肢は問題ないが、両下肢のしびれ、対麻痺がある場合は、脊髄障害が考えられます。四肢のうち一肢のみのしびれ、麻痺であればその末梢神経のみの障害が考えられます。

上記の観察から、大脳、脳幹障害の可能性があれば、すぐに医師に報告し、意識レベル、バイタルサインの観察を行いましょう。

緊急性がない場合も、患者のどの部位の障害なのか、知覚障害なのか、運動障害なのかを把握し、日常生活援助に活かしていきましょう。**麻痺**といっても、運動機能障害の有無や程度、感覚・知覚障害の有無や程度は、障害部位によって様々です。フィジカルアセスメントをもとに、対象の個別性をとらえた看護ができることが、専門職としての看護師に望まれるものです。

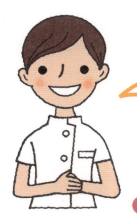

しびれもいろいろな原因で起こります。特に危険な脳出血、脳梗塞のサインを見逃さないようにしたいですね。

先輩ナース

皮膚のアセスメント

看護師は、清潔の援助などで、患者さんの皮膚を観察する機会が多くあります。
特に背部や臀部など、普段観察できないけれども、皮膚の異常をきたしやすい
部位を日々観察し、異常の早期発見に努めることが大切です。
本章では、皮膚の主な異常とアセスメントポイントをまとめました。

皮膚の主な異常

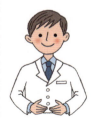

看護師にとって、皮膚のアセスメントは非常に大切です。上肢、下肢など寝衣から出ている部分は観察しやすいですが、寝衣の下に隠れている部分は、普段あまり観察することができません。清拭やシャワーの介助や排泄の介助などで肌を露出したときに、短時間の間でも皮膚の異常がないかどうか、あればどの部位にどの程度の異常なのかを意識的に観察し、必要なときには記録して報告をしましょう。

皮疹・発疹

発疹（皮疹）は、皮膚に現れる変化・皮膚病変の総称です。一時的に生じる原発疹（斑、丘疹、結節、水疱、膿疱、嚢腫など）と、先行する原発疹に続発して生じる続発疹（びらん、潰瘍、痂疲、鱗屑など）があります（看護大辞典）。それぞれの特徴は次図のとおりです。

主な皮膚病変

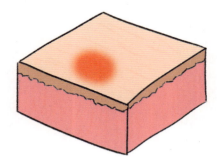

斑：色の変化のみであり平坦。大きさは1cm以内。

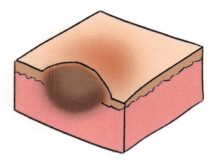

丘疹：触診できる直径1cm以下の隆起した病変。

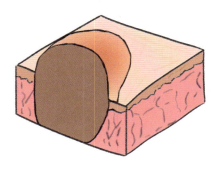

小結節：かたいまたは柔らかい1cm以上の隆起した病変。真皮まで及ぶ。

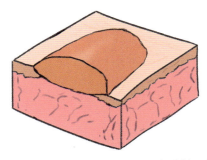

膨疹：表面的な、一時的に隆起した紅斑性の病変。
じんま疹：膨疹がより広範囲に渡ったもの。掻痒感を伴う。

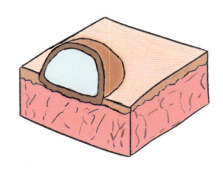

小疱：1cmまでの隆起した液体による疱（透明な液体）。

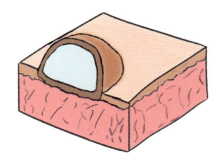

膿疱：混濁した液体（うみ）による隆起した病変。

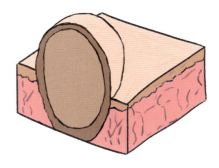

嚢、嚢胞：カプセルに包まれて、真皮または皮下の層の中野流体の満たされた空洞が、皮膚を張り詰めて隆起している。

二時的な皮膚病変

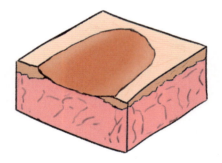

びらん：上皮が浅くえぐれた病変。表皮は喪失しているが出血はない。真皮には及んでいない。

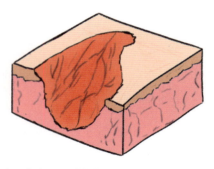

潰瘍：真皮に及ぶ病変。出血もあり変則的な形。

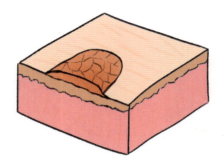

痂皮（かさぶた）：小疱の破裂後、滲出液が乾燥して残り、厚くなったもの。液体の成分は色を示す（赤褐

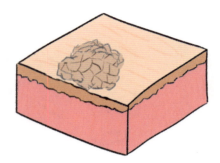

鱗屑：乾燥した皮膚が薄片になり、表皮に付着した状態。

皮膚・粘膜のアセスメントも重要

　皮膚は、私たちの身体全体を覆うものであり、成人では体重の6～7％をも占めます。皮膚も人間の身体を構成する一つの器官です。頭部、顔面、上下肢など、ふだんから見える部分以外は、患者さんの寝衣や下着、靴下などに覆われており、「見ようと思わなければ」観察はできませんし、褥瘡の早期発見のためには、毎日の観察が欠かせません。また、「食べる」ために必要な口腔機能のアセスメントでも皮膚の粘膜観察が重要です。皮膚・粘膜のアセスメントも重要なフィジカルアセスメントであることを、いま一度認識して、日々のケア時の観察、アセスメントを忘れないでください。

皮膚のアセスメントのポイント

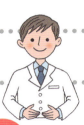

患者さん自身の訴えをもとに、皮膚をしっかり観察しましょう。

主観的情報

皮膚異常がある場合、下記について確認しましょう。

- かゆみ（掻痒感）、痛み、熱感などの自覚症状の有無
- 症状の経過：いつから起こりどのような経過（広がりなど）なのか
- きっかけの有無：食べ物、薬物、接触物　など

客観的情報

- 視診　全身をよく観察して、どのような異常なのか、部位、大きさを確認しましょう。
- 触診　必要時、触診し、熱感の有無、形状について詳細なアセスメントを行いますが、必ず手袋を着用し、感染予防に努めましょう。

臨床でよく見られる皮膚異常、疾患

●褥瘡

褥瘡は、持続的な圧迫による皮膚、皮膚組織の壊死をいい、ベッド上臥床の患者、低栄養状態の患者で起きやすいため、看護で予防が必要なものです。圧迫を受ける仙骨部、座骨結節、肩甲骨部、足関節部など、骨が突出する部位が好発部位ですから、清潔援助や排せつ援助時によく観察しましょう。初期症状は「発赤」ですから、発赤があればその部位、大きさをよく観察し、長時間の圧迫の軽減に努め、褥瘡予防につなげましょう。

●薬疹

薬によって生じる発疹です。症状の発現、経過をよくアセスメントし、**薬疹**であれば原因の薬剤の使用を中止する必要があるので、医師に報告しましょう。

薬による影響で緊急性が高いものは**アナフィラキシーショック**です。アナフィラキシーショックを起こした場合は、蕁麻疹などの皮膚症状のほかに、意識レベルの低下、呼吸困難、血圧低下などの症状が起こります。これらの症状が認められれば、ただちに医師に報告し、速やかな救命処置が行えるようにしましょう。

●蕁麻疹

様々な原因で起こる真皮の一過性、表在性、限局性の掻痒感を伴う膨疹をいいます。食物によるアレルギー反応によるもの、接触性の刺激によるもの、寒冷刺激によるものなど原因は様々ですから、発症状況をよく確認し、症状とともに医師に報告しましょう。掻痒感が強い場合は、本人の苦痛にもつながりますから、症状緩和の看護も必要です。

●湿疹

外界の様々な刺激に対して生体反応が起こりますが、その中で皮膚における炎症性反応のことを**湿疹**といいます。掻痒感を伴い、皮膚症状としては、前述の斑（赤斑）、丘疹、痂疲など、様々な症状を示します。

●カンジダ、真菌などによる感染

免疫機能が低下している患者では、陰部や口腔内の粘膜に感染を起こすこともあります。口腔粘膜に起こると痛みなどにより、経口摂取へも影響を及ぼし、患者のQOL低下にもつながりますので、口腔ケア、陰部ケア時に粘膜をよく観察し、早期発見につなげましょう。

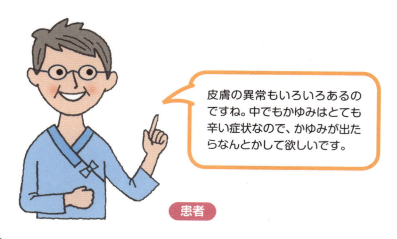

皮膚の異常もいろいろあるのですね。中でもかゆみはとても辛い症状なので、かゆみが出たらなんとかして欲しいです。

患者

掻痒感（かゆみ）に対する看護援助

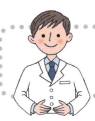

皮膚に異常のある患者では**掻痒感**（かゆみ）を伴う場合が多いですが、掻痒感は患者にとって非常に辛い症状です。

患者の不安を軽減できるように

かゆみによって皮膚を掻きむしることにより、皮膚の損傷、感染にもつながります。薬物によるかゆみ緩和以外に、看護師として行える援助をするとよいでしょう。

●ドライスキンのケア

皮膚が乾燥していると皮膚のバリア機能も障害され、かゆみを感じやすい状況にもなります。清拭やシャワー浴後に保湿剤を塗布するなどのケアをしましょう。また、清拭時、石鹸の使用は避け、ナイロンタオルでの摩擦も避けたほうがよいです。

●生活環境の調整

肌着、寝衣、寝具は通気性、吸湿性のあるものにしましょう。患者本人への指導も大切です。

●必要時冷罨法を行う

かゆみが強くて眠れない場合など、患部を冷やすことで掻痒感が軽減する場合もあるので、必要に応じて患者と相談しながら使用しましょう。

●掻破の予防

かゆみで皮膚を掻破しないように、爪を切る、木綿の手袋を着用するなどを工夫しましょう。本人にも十分説明をしましょう。

●精神面への援助

患者にとって、掻痒感は痛みと同様、非常につらい症状です。かゆみが強い場合、不安になったり、焦燥感にかられたり、精神面への影響も大きいですので、患者の様子をよく観察し、これらの看護ケアを通して不安を軽減できるように努めましょう。

8 皮膚のアセスメント

参考文献

- ●『プロフェッショナル・ケア消化器』權雅憲、MCメディカ出版、pp.15-68、2014年刊
- ●『エキスパートナース・ハンドブック消化器内科ケア』宇佐美眞、白坂大輔、照林社、pp.42-93、2010年刊
- ●『消化器系の症状・疾患の理解と看護』安田聖栄、角田直枝、中央法規、pp.70-73、pp.82-92、2012年刊
- ●『消化器内科レジデントマニュアル第2版』小俣政男、医学書院、pp.98-115、2016年刊
- ●『早引き呼吸器看護ケア事典』道又元裕、株式会社ナツメ社、pp.10-57、pp.87-90、2017年刊
- ●『この1冊でらくらくマスター！ベッドサイドで役立つ呼吸アセスメントQ&A』田中一正、メディカ出版、pp.48-49、pp.52-53、p.226、p.230、2010年刊
- ●『病気がみえるvol.4 呼吸器』医療情報科学研究所、メディックメディア、pp.6-7、pp.36-53、2013年刊
- ●『まるごとやりなおしのフィジカルアセスメント』山勢博彰編、メディカ出版、pp.82-84、p.89、pp.104-105、pp.108-109、2015年刊
- ●『マクギーの身体診断学改訂第2版』柴田寿彦、長田芳幸翻訳、診断と治療社、pp.97-108、pp.109-112、pp.116-124、pp.434-446、pp.481-485、2014年刊
- ●『山内先生のフィジカルアセスメント症状編』山内豊明、ナース専科ブックス、pp.15-22、pp.23-30、pp.31-37、pp.47-52、pp.91-98、pp.99-104、pp.105-112、pp.113-118 知覚障害 2014年刊
- ●『はじめてのフィジカルアセスメント』横山美樹、メヂカルフレンド社、2009年刊

索引

●あ行

アシドーシス	65,92
アナフィラキシーショック	124
アニソコリア	22
アルカローシス	94
意識障害	111
意識状態	20
痛み刺激	21
一次性頭痛	104
ウィーズ	80
運動失調	55
運動麻痺	113
腋窩（えきか）測定法	26
炎症性	99
黄疸（おうだん）	101
嘔吐（おうと）	94
悪心	94

●か行

下位運動ニューロン	55,113
咳嗽（がいそう）	75
開放型の質問	11
過共鳴音	15
喀痰（かくたん）	75
過剰心音	16,43
喀血（かっけつ）	78
カテコラミン	64
かゆみ	125
カンジタ	124
乾性咳嗽（かんせいがいそう）	76
間接型ビリルビン	101
関節可動域	50,51
間接打診法	15
間代性痙攣（かんたいせいけいれん）	110
関連痛	88
期外収縮	33
気胸	73
起座呼吸位（きざこきゅうい）	29,71
気道狭窄	82
機能性頭痛	104
客観的情報	13
急性咳嗽	76
急性下痢	92
急性心筋梗塞	60,62
急性膵炎	63
急性腰痛症	63
急性緑内障	105
胸痛	60,72
共同偏視	112
共鳴音	15
局所性痙攣	109
筋緊張	115
筋・骨格系	50
緊張性気胸	60
筋トーヌス	115
筋力	50
筋力低下	56
クスマウル大呼吸	28
クモ膜下出血	105
経管栄養	96
経静脈圧測定	40
頸動脈の触診	40
経皮的酸素飽和度測定	30
痙攣（けいれん）	109
下血	97
血圧	34
血圧値	35
血圧値の推定	32
結滞（けったい）	33
血痰（けったん）	78
下痢	92
ケルニッヒ徴候	112
構音障害	116
高音性連続性副雑音	80
高血圧性脳症	105
高体温	24

127

強直間代性痙攣（ごうちょくかんたいせいけいれん）…	110
強直性痙攣………………………………………	110
項部硬直………………………………………	112
鼓音…………………………………………	15
呼気補助呼吸筋……………………………	29
呼吸…………………………………………	27
呼吸音の聴診………………………………	46
呼吸器系……………………………………	44
呼吸困難……………………………………	70
呼吸性不整脈………………………………	33
呼吸の深さ…………………………………	27
呼吸不全……………………………………	65

●さ行

サイトカイン………………………………	25
三半規管……………………………………	106
視診…………………………………………	13
失語…………………………………………	116
湿疹…………………………………………	124
失神性めまい………………………………	106
湿性咳嗽……………………………………	76
痺れ…………………………………………	117
ジャパンコーマスケール…………………	20
循環器系……………………………………	38
上位運動ニューロン…………………	55,113
消化器系……………………………………	47
症候性頭痛…………………………………	104
上行性網様体賦活系	
（じょうこうせいもうたいふかっせい）…	19
小脳疾患……………………………………	116
情報収集……………………………………	10
主観的情報…………………………………	11
触診…………………………………………	14
褥瘡（じょくそう）…………………………	124
ショック……………………………………	36
ショックの5徴候…………………………	36
除脳硬直肢位（じょのうこうちょくしい）………	23,112
除皮質硬直肢位（じょひしつこうちょくしい）……	23,112
除脈…………………………………………	31,68
心因性嘔吐…………………………………	94
腎盂腎炎（じんうじんえん）………………	63
心音…………………………………………	42
神経性嘔吐…………………………………	94
腎結石………………………………………	63

心雑音………………………………………	42,43
振戦（しんせん）……………………………	55
心尖拍動（しんせんはくどう）部位の触診………	41
心臓のアセスメント………………………	41
心拍出量の推定………………………	31,34,67
深部腱反射…………………………………	57
蕁麻疹（じんましん）………………………	124
錐体外路……………………………………	55
錐体路………………………………………	55,113
随伴症状……………………………………	26
髄膜炎………………………………………	105
頭痛…………………………………………	104
ストライダー………………………………	80
喘鳴（ぜいめい）……………………………	80
絶対性不整脈………………………………	33
遷延性咳嗽（せんえんせいがいそう）……	76
全身性痙攣…………………………………	109
前庭器官……………………………………	106
前庭性めまい………………………………	106
掻痒感（そうようかん）……………………	125

●た行

体温…………………………………………	24
対光反射……………………………………	22
帯状疱疹……………………………………	63
体性痛………………………………………	88
大動脈解離…………………………………	60,62
大量喀血……………………………………	78
濁音…………………………………………	15
打診法………………………………………	15
胆石…………………………………………	63
胆のう炎……………………………………	63
チアノーゼ…………………………………	83
チェーンストークス呼吸…………………	28
知覚障害……………………………………	117
中心性チアノーゼ…………………………	83
中枢性めまい………………………………	106
聴診法………………………………………	16
腸蠕動音（ちょうぜんどうおん）…………	16
腸蠕動音の異常……………………………	48
直接型ビリルビン…………………………	101
椎間板ヘルニア……………………………	63
椎骨脳底（ついこつのうてい）動脈循環不全………	106
低音性連続性副雑音………………………	80

低体温	24
テタニー症状	94
てんかん	110
てんかん性痙攣	109
瞳孔の観察	22
瞳孔不同	22
洞性頻脈	67
吐血	78,94,97
徒手筋力検査	51,115
ドライスキン	125
努力呼吸	29
鈍音	15

●な行

内臓痛	88
二次性頭痛	104
尿路結石	63
脳・神経系	53
脳梗塞	105
脳出血	105
脳神経	54

●は行

パーキンソン病	116
肺血栓栓塞症	60
肺梗塞	60
バイタルサイン	18
ばち状指	85
バレー徴候	52
バレー徴候陽性	112
反射	57
ビオー呼吸	28
皮質脊髄路（ひしつせきずいろ）	55
皮疹	120
非てんかん性痙攣	109
皮膚	120
皮膚温の触診	39
冷汗	64,65
表在知覚	117
鼻翼（びよく）呼吸	29
頻脈（ひんみゃく）	31,67
ファーラー位	89
フィジカルアセスメント	10
フィジカルイグザミネーション	13

複合覚	117
腹水	99
腹痛	88
腹部温罨法（ふくぶおんあんぽう）	91
腹部大動脈瘤破裂 （ふくぶだいどうみゃくりゅうはれつ）	62
腹部のアセスメント	47
腹部マッサージ	91
不随意運動	55
プロスタグランジン	25
平衡感覚	106
偏視	112
便秘	90
片麻痺（へんまひ）	56
発疹	120

●ま行

マーフィー徴候	89
マックバーニーの点	89
末梢循環系	38
末梢性チアノーゼ	83
末梢性めまい	106
的を絞った質問	11
麻痺	56,118
慢性咳嗽	76
慢性下痢	92
脈診	33
脈拍	31
脈拍触知部位	32
脈拍触知不可	65
メニエール病	106
めまい	106

●や行

薬疹	124
呼びかけ刺激	20

●ら行

卵形嚢（らんけいのう）	106
ランツの点	89
冷罨法（れいあんぽう）	125
漏出性	99
ロンカイ	80

●アルファベット

Biot呼吸 …………………………… 28

Cheyne Stokes呼吸 ……………… 28

Kussmaul大呼吸 ………………… 28

Manual Muscle Test ……………… 51

MMT ……………………… 51,112,115

OLD CARTS ……………………… 11

Pallor …………………………… 65

Perspiration …………………… 65

Prostration …………………… 65

Pulmonary deficiency ………… 65

Pulselessness ………………… 65

qSOFAスコア …………………… 26

Range of Motion ……………… 51

rhonchi ………………………… 80

ROM …………………………… 50,51

SpO_2測定 ……………………… 30

stridor ………………………… 80

wheeze ………………………… 80

MEMO

【著者紹介】

横山 美樹（よこやま　みき）
chapter1～4、7～8 執筆

聖路加看護大学卒業、千葉大学大学院修士課程、国際医療福祉大学大学院博士後期課程修了

聖路加看護大学看護学部講師、国際医療福祉大学小田原保健医療学部看護学科准教授、東京医療保健大学医療保健学部看護学科准教授を経て2011年より教授（基礎看護学領域を担当）

足立 容子（あだち　ようこ）chapter5 執筆
2008年-2015年：Ronald Reagan UCLA Medical Center勤務
2018年：慶應義塾大学医学部医学研究科修士課程卒業
2018年：東京医療保健大学医療保健学部助手

片桐 郁代（かたぎり　かよ）chapter6 執筆
2012年：北里大学　看護学部看護学科卒業
2012年‐2017年：虎の門病院消化器外科内科病棟勤務
2017年‐2018年：東京医療保健大学医療保健学部助手

【編集協力】
株式会社　エディトリアルハウス

【キャラクターイラスト】
大羽　りゑ

【本文イラスト・図版】
タナカ　ヒデノリ

看護の現場ですぐに役立つ
フィジカルアセスメントのキホン

発行日	2018年12月 8日　　第1版第1刷
著　者	横山　美樹／足立　容子／片桐　郁代

発行者	斉藤　和邦
発行所	株式会社　秀和システム 〒104-0045 東京都中央区築地2丁目1－17　陽光築地ビル4階 Tel 03-6264-3105（販売）Fax 03-6264-3094
印刷所	株式会社ウイル・コーポレーション
製本所	株式会社ジーブック

ISBN978-4-7980-5248-9 C3047

定価はカバーに表示してあります。
乱丁本・落丁本はお取りかえいたします。
本書に関するご質問については、ご質問の内容と住所、氏名、電話番号を明記のうえ、当社編集部宛FAXまたは書面にてお送りください。お電話によるご質問は受け付けておりませんのであらかじめご了承ください。